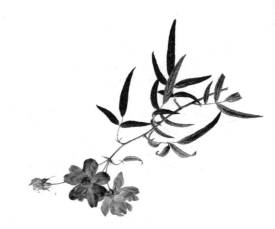

U0270267

白领

杨青敏 主编

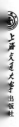
上海交通大学
出版社

内容提要

　　白领人群通常因为工作繁忙、精神压力大、工作时间长而缺少运动和足够的休息，致使超重及肥胖、血脂异常、慢性咽炎、胃肠道疾病及脂肪肝已成为该人群的职业病。本书从生理、心理、社会、环境等方面着手，对冠心病、高血压、糖尿病、脑血管病、慢性咽炎、胃肠道疾病等职业病的病因、症状、预防与治疗方法、护理小贴士等疾病相关知识进行科普，旨在向广大白领阶层普及常见职业病的预防保健及自我护埋的相关知识。

图书在版编目(CIP)数据

白领健康锦囊/杨青敏主编. —上海:上海交通大学出版社,2019
ISBN 978 - 7 - 313 - 20507 - 0

Ⅰ.①白…　Ⅱ.①杨…　Ⅲ.①保健－基本知识　Ⅳ.①R161

中国版本图书馆 CIP 数据核字(2019)第 083174 号

白领健康锦囊

主　　编	杨青敏			
出版发行	上海交通大学出版社	地　　址	上海市番禺路 951 号
邮政编码	200030	电　　话	021 - 64071208
印　　制	常熟市文化印刷有限公司	经　　销	全国新华书店
开　　本	710mm×1000mm　1/32	印　　张	10.25
字　　数	184 千字			
版　　次	2019 年 9 月第 1 版	印　　次	2019 年 9 月第 1 次印刷
书　　号	ISBN 978 - 7 - 313 - 20507 - 0/R	ISBN 978 - 7 - 89424 - 197 - 9
定　　价	32.00 元			

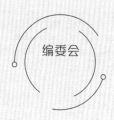

编委会

主　编　杨青敏

副主编　乔建歌　张　璐

编　委　（按姓氏笔画排列）

王　婷　　王光鹏　　朱金芬　　刘佳佳

任　涛　　杨中方　　周　丹　　胡春花

赵振华　　龚　晨　　童亚慧　　解　薇

董永泽

主　审　牛建英　夏怀华

插　图　叶梦茹　郑夏霖　罗嘉懿

前　言

健康中国，科普先行

"没有全民健康，就没有全面小康""健康长寿是我们共同的愿望"……悠悠民生，健康最大。人民健康是民族昌盛和国家富强的重要标志，习近平总书记在十九大报告中提出的实施健康中国战略，是新时代健康卫生工作的纲领。2019 年 7 月 16 日，国务院健康中国行动推进委员会正式对外公布《健康中国行动（2019—2030 年）》文件，提出到 2030 年的一系列健康目标，围绕疾病预防和健康促进两大核心，提出将开展 15 个重大专项行动，促进以治病为中心向以人民健康为中心转变，努力使百姓、群众不生病、少生病。

此外，我国劳动者群体面临的一大健康问题就是慢性疾病的预防和健康教育知识的普及，而职业健康问题也日益凸显，我国由此提出了"全人、全程、全生命"的健康管理理念。今后要将慢病管理的重点转向一级预防，健康的关键在于防患于未然。早发现、早诊断、早治疗的三级管理目标的落地实施，除了依靠医务人员的努力之外，更是离不开每个个体的积极配合。

随着我国经济的快速发展和物质生活水平的不断提高,如何才能健康长寿,成为百姓和群众最关心的事情,也迫切要求我们通过开展健康科普工作,将健康领域的科学知识、科学方法、科学精神向公众普及传播,不断提升健康教育信息服务的供给力度,更好地满足百姓和群众的健康需求。科普书籍赋予百姓、群众医学健康科普教育知识,让人们听得懂、学得会、用得上,更好地进行健康自我管理,促进身心健康。

在此契机下,复旦大学附属上海市第五人民医院南丁格尔志愿者科普团队以及医务护理专家及研究生团队,十几年来致力于慢病科普、社区健康管理及医院-社区-家庭健康教育的科普工作,撰写了健康科普丛书共20余本。此次在前期研究的基础上,历时3年,坚持理论与实践相结合,以"需求导向"为原则,组织撰写了"职业健康科普锦囊丛书",力求帮助工人、农民、军人、警察、照护者、教师、司乘人员、社会工作者、白领和医务工作者10个职业的人群了解健康管理知识,更深层次地体现职业健康管理科普的教育作用。

"小锦囊,大智慧",各个职业因为工作性质不同,劳动者工作环境和生活方式存在很大差异,因而形成了各自行业中高发的"生活方式病",本丛书以这些"生活方式病"的预防和护理为出发点,循序渐进,层层深入,力求帮助各行业的劳动者形成一种健康的生活方式,不仅是"治病",更是"治未病",以达到消除亚健康、提高身体素质、减轻痛苦的目的,做好健康保障、健康管理、健康维护,帮助民众从透支健康的生活模式向呵护健康、预防疾病、促进幸福的新健康模式转换,为健康中国行动保驾护航!同时,本丛书在编写时引入另外一条时间主线,按照春、夏、秋、冬季节交替,收集每个季节的高发疾病,整理成册,循序渐进。其中,对于有些行业在相同季节发病率都较高的疾病,如春季易发呼吸系统疾病,夏季泌尿系统和消化系统疾病高发,冬季心脑血管疾病危害大,即使是相同的疾病,由于患者的职业不同,护理措施和方法也不一样。

这套职业健康科普丛书,源于临床,拓展于科普,创于实践,推广性强,凝聚着南丁格尔科普志愿者团队的智慧和汗水,在中华人民共和国 70 华诞之际,谨以此书献给共和国的劳动者。在丛书即将出版之际,我们感谢上海市科学技术委员会(编号:17dz2302400)、上海市科学技术委员会科普项目(编号:19dz2301700)和闵行区科学技术协会(编号:17 - C-03)对我们团队提供的基金支持。感谢参与书籍编写工作的所有医务工作者、科普团队、志愿者、研究生团队对各行各业劳动者的关心，对健康科普和健康管理工作的热情，共同为"健康中国 2030"奉献自己的力量！

白领健康锦囊

献给写字楼里
的脑力劳动者
——白领

白领是具有较高教育背景和工作经验的人士，是西方社会对企业中不需做大量体力劳动的工作人员的通称，一般有稳定收入，其涵盖的职业人群有管理人员、打字员、文书、会计、律师、普通职员等，是现代工业社会发展进程中不可缺少的职业。

因为工作的特性，白领人群每天长时间久坐不动，长时间使用电脑，工作量繁重，腰肩椎疾病、干眼症、头痛、电磁辐射危害等是最常见的职业病。由于缺乏锻炼和体质保养时间，一些白领的运动仅局限在小范围进行。超重及肥胖、血脂异常、慢性咽炎、胃肠道疾病及脂肪肝已成为威胁白领的四大健康问题，超过 20% 的白领都存在至少一种慢性病。正是这些不受重视的小问题日积月累后，发展为冠心病、高血压、糖尿病、脑血管病、慢性咽炎、胃肠道疾病等多种慢性疾病。同时，由于市场竞争激烈和职业发展危机，白领阶层们每天工作在紧张和焦虑之中，久而久之，疲乏、劳累、职业压力会使部分人患上"黄昏综合征"，造成了突出的心理亚健康问题。

本书基于白领人群常年面对电脑、伏案久坐的工作特点，选择春夏秋冬四个季节常见的职业相关疾病,以通俗易懂的笔墨和生动形象的图画,从生理、心理、社会、环境等方面着手对白领人群职业病的病因、症状、预防与治疗方法、护理小贴士等与疾病相关的知识进行科普,旨在向广大白领阶层普及常见职业病的预防保健及自我护理相关知识,改善白领阶层的健康状况。

这本科普原创献给写字楼里的脑力劳动者,由复旦大学附属上海市第五人民医院的一线临床资深医务护理工作者和研究生团队、南丁格尔志愿者团队撰写,编者们将多年工作经验融汇其中,凝聚着对白领朋友们辛勤工作的感谢之情和崇敬之意,投入了对科普工作的饱满热情,感谢每一位编者的不懈努力和付出,本书的出版得到了复旦大学附属上海市第五人民医院党办、院办、科研科、教育科、医务科、护理部及各部门领导及同行们的大力支持,感谢为本书付出辛勤努力的每一位成员!

希望这本书能在带给您健康的同时,为您送去一份温馨、一丝暖意。作者作为最普通的医务工作者把本书献给写字楼里的脑力劳动者,也送去我们南丁格尔志愿者的一份心愿。

2019,我们聆听习总书记的新年寄语——"我们都在努力奔跑,我们都是追梦人",为健康中国2030,大家一起努力!

乔建歌　张璐

目录

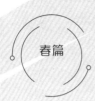

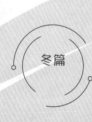

秋篇

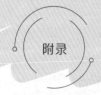

冬篇

附录

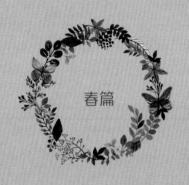

春篇

春天从这美丽的花园里走来
就像那爱的精灵无所不在
每一种花草都在大地黝黑的胸膛上
从冬眠的美梦里苏醒
　　　　　　　——雪莱

1

春困

一、疾病简介

气候日渐转暖，人会感到困倦、疲乏、头昏欲睡，这就是人们常说的"春困"(spring fever)。正常的春困不是病，而是人体对气候变化的一种正常生理反应。但是有些"春困"可能与春天无关，而是一些疾病的前兆，尤其是整天昏昏欲睡，就要注意"春困"暗藏的疾病隐患。

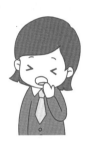

二、常见病因

中医学认为春困源于空气的相对湿度增加，引起身体"湿重"。人的脾脏主身体"运化"，春天潮气大、气压低，会削弱脾脏的功能，使身体里的湿气无法排出，因而让人感到困乏。

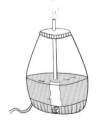

西医理论则认为春困是脑缺氧的表现，这与自主神经末完全适应气候变化、血管舒缩功能不灵敏有关。春困是因为气候转暖后，体表的毛细血管

因舒展而需要增加血流量,这时脑组织的血流量就会相应减少,使脑组织供氧不足,从而出现困倦、疲乏、嗜睡的现象。

但是值得人们注意的是,其中也含有一些病理因素,一些"春困"是疾病的表现。有人还发现,高血压患者若在春天嗜睡,哈欠频频,很可能是中风的先兆。

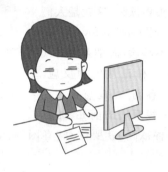

三、常见症状

常见症状为嗜睡,另有劳累、头晕、工作精力不集中等问题。

"春困"提示身体出现了肺阴虚、肺燥热、湿痰、阳上亢、肾阴虚等不良症状。除犯困外,还会出现脸色潮红、易激动、脱发、记忆力下降、大便失调、女性白带增多等问题。

四、预防与治疗

1. 预防

(1)起居方面。宜早卧早起,保证一定的睡眠时间,足够的睡眠有助于消除疲劳。还要注意居室空气的新鲜流通。春天若紧闭门窗,则室内空气不流通,氧气含量减少,二氧化碳等有害气体增多,会助长"春困"的发生。

(2)锻炼方面。体育锻炼可以大大加快大脑处理信息的速度,能有效防止春困。可选择轻柔舒缓的活动项目,如快走、慢跑、广播操、打太极拳等。同时,可去郊外春游,呼吸新鲜空气,改善大脑皮质功能,使人心情舒畅,精神振奋。另外,外界视觉、光线等适度刺激有助于改变人体的内在节奏,使大脑中枢神经迅速进入清醒状态,从而使困倦得以消除。

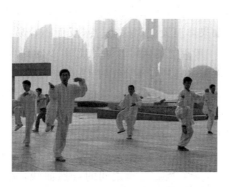

(3)饮食方面。①早餐要摄取较多的热量。养成每天早晨摄取较富热量食物的习惯,以供给人体充足的热量。②油腻的菜肴会使人饭后产生疲惫现象,表现为体温、血糖降低,情绪低落,工作效率下降,所以春季饮食易清淡适口。③摄取足够的蛋白质。蛋白质是由各种氨基酸构成的,其中酪氨酸是使大脑产生警觉的化学物质的主要成分，所以从瘦肉、鸡、鱼和低脂奶制品中摄取的蛋白有助于提高人的精力。④常吃水果和饮果汁。水果中含有丰富的钾，它是帮助维持细胞水分的主要矿物质之一。葡萄干、橘子、香蕉、苹果中都富含这种矿物质。

2. 治疗

春困不是病，调节生活可消除。

五、护理小贴士

1. 睡眠调节

（1）不要错过入眠时机。人体到了夜晚，体温自然会下降，新陈代谢减缓，身体进入放松状。但是如果体温太低，身体发冷，反而不容易入睡。因此，一般理想的就寝时间是晚间10时到11时，即使偶尔晚睡最好不要超过12点或1点。

（2）给自己选一个合适的枕头。睡眠状态有周期性，刚刚睡着时睡得最深，之后又变浅，再变深，周而复始。最初的熟睡关键是枕头，理想的枕头是能够维持颈部与头部之间的自然曲线，又不会对颈部造成压力。

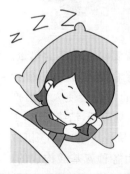

（3）睡醒的时间段影响起床后精神。人体由深睡进入浅睡的睡眠周期通常是90分钟，如果选在浅睡时间段起床，精神较为

焕发。因此,固定将闹钟调在 90 分钟的倍数加上入眠所需时间,便是理想的起床时间。

2. 起床后别忘了为大脑上发条

起床后喝一杯冷开水,或是洗热水澡,做简单的体操,都有助于让大脑清醒。

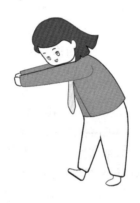

2

感冒

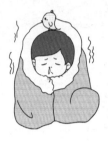

一、疾病简介

感冒,又称上呼吸道感染,简称"上感",是包括鼻腔、咽或喉部急性炎症的总称。广义的上感不是一个疾病,而是一组疾病,包括普通感冒、病毒性咽炎、喉炎、疱疹性咽峡炎、咽结膜热、细菌性咽-扁桃体炎。狭义的上感又称普通感冒,是最常见的急性呼吸道感染性疾病,多呈自限性,但发生率较高。成人每年发生2～4次,儿童发生率更高,每年6～8次。全年皆可发病,冬春季较多。

二、常见病因

急性上呼吸道感染70%～80%由病毒引起。主要有流感病毒(甲、乙、丙)、副流感病毒、呼吸道合胞病毒、腺病毒、鼻病毒、埃可病毒、柯萨奇病毒、麻疹病毒和风疹病毒等。细菌感染可直接或继病毒感染之后发生,以溶血性链球菌

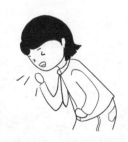

为多见,其次为流感嗜血杆菌、肺炎球菌和葡萄球菌等,偶见革兰氏阴性杆菌。感染的主要表现为鼻炎、咽喉炎或扁桃腺炎。

当有受凉、淋雨、过度疲劳等诱发因素,使全身或呼吸道局部防御功能降低时,原已存在于上呼吸道或从外界侵入的病毒或

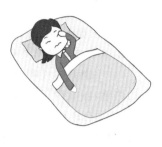

细菌可迅速繁殖,引起发病,尤其是老幼体弱或有慢性呼吸道疾病如鼻旁窦炎、扁桃体炎者,更易罹病。

鼻腔及咽黏膜充血、水肿、上皮细胞破坏,少量单核细胞浸润,有浆液性及黏液性液体渗出。继发细菌感染后,有中性粒细胞浸润,产生大量脓性分泌物。

三、常见症状

1. 普通感冒

(1) 主要表现为鼻部症状,如喷嚏、鼻塞、流清水样鼻涕,也可表现为咳嗽、咽干、咽痒或灼热感,甚至咽后滴漏感。发病同时或数小时后可有喷嚏、鼻塞、流清水样鼻涕等症状。2～3 天后鼻涕变稠,常伴咽痛、流泪、味觉减退、呼吸不畅、声嘶等。

(2) 一般无发热及全身症状,或仅有低热、不

适、轻度畏寒、头痛。体检可见鼻腔黏膜充血、水肿、有分泌物,咽部轻度充血。并发咽鼓管炎时可有听力减退等症状。脓性痰或严重的下呼吸道症状提示合并鼻病毒以外的病毒感染或继发细菌性感染。如无并发症,5～7天可痊愈。

2. 急性病毒性咽炎或喉炎

(1)急性病毒性咽炎:临床特征为咽部发痒或灼热感,咳嗽少见,咽痛不明显。当吞咽疼痛时,常提示有链球菌感染。流感病毒和腺病毒感染时可有发热和乏力。腺病毒咽炎可伴有眼结膜炎。

(2)急性病毒性喉炎:临床特征为声嘶、讲话困难、咳嗽时疼痛,常有发热、咽痛或咳嗽。

(3)急性疱疹性咽峡炎。常由柯萨奇病毒A引起,表现为明显咽痛、发热,病程约1周,多于夏季发作,儿童多见,偶见于成年人。

(4)咽结膜热。临床表现有发热、咽痛、畏光、流泪,体检可见咽及结合膜明显充血。病程4～6天,常发生于夏季,儿童多见,游泳者中易传播。

(5)细菌性咽-扁桃体炎。起病急、明显咽痛、畏寒、发热(体温可达39℃以上)。体检可见咽部明显充血,扁桃体肿大、充血,表面有黄色脓性分泌物,颌下淋巴结肿大、压痛,肺部无异常体征。

四、预防与治疗

1. 预防

（1）避免诱因。避免受凉、淋雨、过度疲劳；避免与感冒患者接触，避免脏手接触口、眼、鼻。年老体弱易感者更应注意防护，避免上呼吸道感染。

（2）增强体质。坚持适度有规律的户外运动，提高机体免疫力与耐寒能力是预防本病的主要方法。

（3）免疫调节药物和疫苗。对于经常、反复发生本病以及老年免疫力低下的患者，可酌情应用免疫增强剂。目前除流感病毒外，还没有针对其他病毒的疫苗。

2. 治疗

（1）休息。病情较重或年老体弱者应卧床休息，忌烟、多饮水，室内保持空气流通。

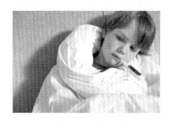

（2）解热镇痛。如有发热、头痛、肌肉酸痛等症状者，可选用解热镇痛药，如复方阿司匹林、对乙酰氨基酚、吲哚美辛（消炎痛）、去痛片、布洛芬等。咽痛可用各种喉片如溶菌酶片、健民咽喉片，或中药六神丸等口服。

（3）充血剂。鼻塞，鼻黏膜充血水肿时，可使

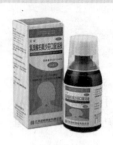

用盐酸伪麻黄碱,也可用1%麻黄碱滴鼻。

(4)抗组胺药。感冒时常有鼻黏膜敏感性增高,频繁打喷嚏、流鼻涕,可选用马来酸氯苯那敏或苯海拉明等抗组胺药。

(5)镇咳剂。对于咳嗽症状较明显者,可给予右美沙芬、喷托维林等镇咳药。

五、护理小贴士

(1)服用维生素C,可缩短感冒期,并缓和咳嗽、打喷嚏等症状。

(2)摄取锌,可缩短感冒期间,同时大幅减轻喉咙痛等症状。但服用锌须依照医师指示,高剂量的锌可能对人体有毒。

(3)保持乐观的心情,可促进免疫系统的活力。

(4)多休息,保留复原的体力,也可避免一些并发症,减慢每天的活动,避免过度劳累。避免参加聚会,以免过度消耗体力。

(5)多喝水,补充感冒时流失的重要体液,帮助排出有害杂质。

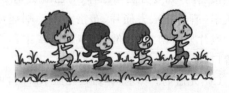

（6）注意保暖，洗热水澡。

（7）散步或快走，以改善血液循环，帮助免疫系统产生抗体。

（8）饮食清淡，少吃脂肪、肉类及乳品，多吃新鲜蔬果，以减轻身体的压力。

（9）勿抽烟，抽烟会干扰抗感染的纤毛活动，因此感冒时更不要抽烟。

（10）以盐水漱口，可缓解不适。

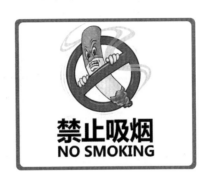

3

咳嗽

一、疾病简介

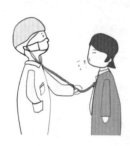

咳嗽（cough）是一种呼吸道常见的突发性症状，咳嗽由气管、支气管黏膜或胸膜受炎症、异物、物理或化学性刺激引起，咳嗽时先是声门关闭，呼吸肌收缩，肺内压升高，然后声门张开，肺内空气喷射而出。通常伴随着声音。咳嗽具有清除呼吸道异物和分泌物的保护性作用。咳嗽病因很多，必须及时查明，方能根治。

二、常见病因

咳嗽的病因包含 4 个方面：呼吸系统疾病、纵隔及胸膜疾病、心血管疾病和其他原因。咳嗽可受 3 个方面因素的影响：炎性、机械性、化学性等各种刺激。炎性刺激指呼吸道黏膜水肿、充血和渗出的激惹；

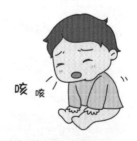

咳 咳

机械性刺激指气道受阻和对气道组成结构的加压或牵引,多由肺及气管内外肿瘤、肉芽肿等引起;化学性刺激则指吸入刺激烟雾或各种过敏疾病如过敏性鼻炎、支气管哮喘等所致。

三、常见症状

(1)咳嗽无痰或痰量极少,称为干性咳嗽。咳嗽伴有咳痰称为湿性咳嗽。

(2)发作性咳嗽可见于百日咳、支气管内膜结核以及以咳嗽为主要症状的支气管哮喘(变异性哮喘)等。长期慢性咳嗽,多见于慢性支气管炎、支气管扩张、肺脓肿及肺结核。夜间咳嗽常见于左心衰竭和肺结核患者。

四、预防与治疗

1. 预防

(1)加强锻炼,多进行户外活动,提高机体抗病能力。

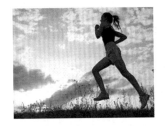

(2)气候转变时及时增减衣服,防止过冷或过热。

(3)经常开窗,流通新鲜空气。家人有感冒时,室内可用醋熏蒸消毒,防止病毒感染。

（4）及时接受预防注射,减少传染病发生。

（5）少去公共场所。

（6）食用梨和萝卜。平时适当食用梨和萝卜,对咳嗽有一定的预防之效。

2. 治疗

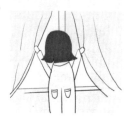

（1）发挥机体自身的力量。一般来说咳嗽并非致命疾病,如果只是干咳、鼻塞、喉咙痛等感冒症状,则不需要服药,让机体自身的免疫系统来对付就行了。其实,偶尔的感冒对锻炼我们的机体免疫功能不无好处。滥用镇咳药不仅会降低机体清洁呼吸道的功能,而且可能会掩盖严重的疾病,这种危害在咳嗽伴有大量咯痰时更为严重。所以,无论因何种原因使用镇咳药,都不要超过10天,最好只是晚上用药物来缓解咳嗽。

（2）有选择地服用药物。一般来说,细菌引起的咳嗽可用抗生素治疗,但抗生素对病毒性感冒不起作用。若痰液黏稠,可使用祛痰药以减少痰液分泌。干咳的患者可使用润喉片、甘草片或止咳糖浆来降低机体的易感性,从而缓解咳嗽。但无论使用哪一种药物,都不要长期服用,而且必须在医师的指导下服药。

五、护理小贴士

（1）大量饮水。摄取大量的水分有助于稀化黏痰，使其容易咳出，白开水和果蔬汁都是很好的康复饮料，梨汁、西瓜汁、苹果汁、萝卜汁等都是止咳的良药，每天不妨喝 4～5 大杯。但注意不要加糖和盐，如果想喝甜的，可以加一点蜂蜜，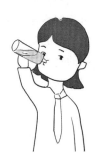蜂蜜有润肺通便的作用，有利于症状的减轻。

（2）勿饮咖啡和酒。尽量避免饮用含有咖啡因和酒精的饮料，因为这些饮料有利尿的作用，使体液消耗过快。

（3）保持空气湿润。增加室内的空气相对湿度有助于减轻咳嗽、喉咙痛、鼻腔干燥等不适，也可以使用加湿器或茶壶烧水加湿。

（4）垫高枕头。如果咳嗽让你辗转难眠，有一种办法可缓解。可将枕头垫高 20 cm，侧卧而眠。这样可以防止黏液积聚，也可以防止胃中有刺激性的酸性物质反流到食管，进而吸入。

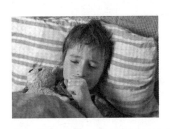

（5）指压治疗。严重的咳嗽可导致上背部肌肉收缩甚至痉挛引起疼痛，此时按压肺经尺泽穴可缓解疼痛。平衡饮食、补充水分是咳嗽患者辅助治疗的基本要求，平时应注意不要食用辛辣刺激的食物，以免加重病情。同时，还应注意补充蛋白质及各种维生素，以帮助机体早日康复。

4

咽炎

一、疾病简介

咽炎（pharyngitis）为咽部的非特异性炎症，是各种微生物感染咽部而产生炎症的统称，可单独存在，也可与鼻炎、扁桃体炎和喉炎并存，或为某些疾病的前驱症状。依据病程的长短和病理改变性质的不同，分为急性咽炎和慢性咽炎两大类。

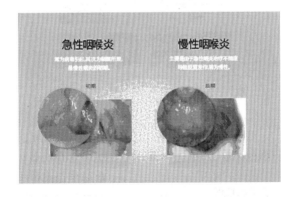

二、常见病因

（1）外界因素。如果生活地域气候寒冷、干燥，工作环境空气被粉尘、化学气体污染，或者咽喉长期受烟酒、辛辣食物的刺激，就易得咽炎。这是常见的引起咽炎的原因。

（2）身体因素。咽炎也可以是某些全身性疾病的局部表现，如贫血、消化不良、大便长期秘结、心脏病、支气管炎、哮喘、肝脏病变、糖尿病及慢性肾炎等都可能是引起咽炎的原因。

（3）职业因素。某些职业同样是常见的引起咽炎的原因，主要多发于使用噪音的工作者，如教师、演员等。因长期多语言和演唱，可刺激咽部，引起慢性充血而致病。

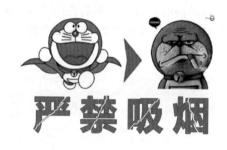

严禁吸烟

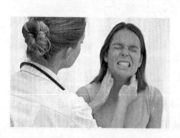

三、常见症状

（1）急性咽喉炎的主要症状是起病急，初起时咽部干燥，灼热；继而疼痛，吞咽唾液时咽痛往往比进食时更为明显；可伴发热、头痛、食欲缺乏和四肢酸痛；侵及喉部时可伴声嘶和咳嗽。

（2）慢性咽喉炎的主要症状是咽部不适，干、痒、胀，分泌物多而灼痛，易干呕，有异物感，咯之不出，吞之不下。以上症状尤其会在说话稍多、食用刺激性食物后、疲劳或天气变化时加重。

四、预防与治疗

1. 预防

（1）多喝水。这是任何时候都不能忘记的一件事。此外，用盐水熏蒸喉咙也是缓解病情的好方法。可用一个大的碗或汤盆，多放一些煮沸的盐水，张大嘴对着蒸汽吸气、呼气，每次大约10～15分钟，每天2～3次。

（2）避免用嗓过度。注意休息，减少操劳，适当锻炼身体。有全身性疾病者应积极治疗。若鼻咽部、口腔有疾病存在更要及时治疗。

（3）注意饮食。时常饮用清凉润喉饮料和进食水果，如甘蔗、茅根汁、梨、荸荠、石榴等，每天早晨用淡盐水漱口，还可生吃萝卜或用萝卜做菜吃。

（4）注意保湿。保持居室内空气湿润清洁，室内不吸烟，不把有刺激气味的物品放在室内。冬季用暖气取暖时应注意室内不要太干燥，可使用加湿器，或者在睡前在暖气片上放块湿毛巾，以保持空气湿润。

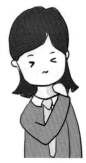

（5）戒烟酒。烟酒既可刺激咽喉又使机体功能受损，应

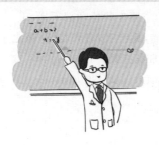

坚决戒除。少食煎炒和有刺激性的食物。

（6）适量饮花茶。取适量金银花、野菊花、生甘草、玄参、麦门冬、胖大海等，用保温杯开水泡代茶饮，每日不定时饮用。或用吴茱萸粉 30 g，醋调后外敷清泉穴，每天一次。还可把青果常含口内慢嚼，徐徐咽其汁；梨连皮切片，加青果 3 枚煎服，对咽炎均有一定的疗效。

2. 治疗

（1）去除病因。消除各种致病因素，如戒除烟酒，改善工作环境，积极治疗鼻及鼻咽慢性炎性病灶及相关的全身性疾病。

（2）对症治疗。若发热、咽痛，应及时采用物理降温（如温水或 75％酒精擦浴，头部放置冰袋等）及药物等退热措施。常用药物为口服复方阿司匹林（APC）或肌注阿尼利定等。保持口腔清洁，用碱性含漱剂可适当溶化咽部的黏稠分泌物，常采用复方硼砂液含漱。

（3）抗感染治疗。在发病初期，可用 1％碘甘油或 2％硝酸银涂拭咽壁，有促进炎症消退的作用。若炎症侵及喉部或气管，

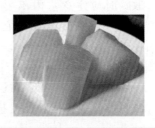

可选用适当的抗生素或激素雾化吸入治疗。病情严重者,首选青霉素肌注或静滴,并随时更换效力强的抗生素。若为病毒感染所致,应采用抗病毒药物。

（4）局部治疗。慢性咽炎以局部治疗为主。慢性单纯性咽炎常用复方硼砂溶液、呋喃西林溶液、2％硼酸液含漱。含漱时头后仰,张口发"啊"声,使含漱液能清洁咽后壁。慢性肥厚性咽炎除上述药物治疗外,可用激光治疗。萎缩性咽炎用2％碘甘油涂抹咽部,可改善局部血液循环,促进腺体分泌。

（5）中医中药治疗。慢性咽炎系脏腑阴虚、虚火上扰,治宜滋阴清热,可用增液汤加减。中成药含片也常在临床应用。

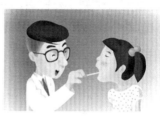

五、护理小贴士

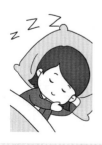

（1）保持居室内空气湿润清洁,不在室内吸烟,不把有刺激气味的物品放在室内。生炉取暖的家庭,在炉子上放置一盆水,以改善干燥环境。

（2）少食煎炒和有刺激性的食物。

（3）戒烟。不少患者无决心戒烟，以致服药治疗效果极差，故慢性咽炎患者必须戒烟。

（4）避免过多用声、讲话。注意休息，减少操劳，适当锻炼身体。有全身性疾病者应积极治疗。

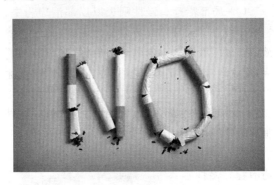

5

扁桃体炎

一、疾病简介

扁桃体炎为腭扁桃体的非特异性炎症,是咽部扁桃体发生急性或慢性炎症的一种病症,常见于青少年。本病多发于春秋季节,为耳鼻咽喉科的常见病。扁桃体炎可分为急性扁桃体炎和慢性扁桃体炎。

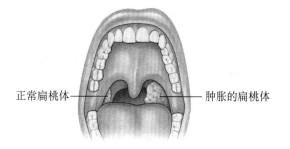

正常扁桃体———— ————肿胀的扁桃体

二、常见病因

(1)由于细菌及分泌物积存于扁桃体窝导致的。致病菌主要为链球菌或者葡萄球菌。

(2)继发于某些急性传染病如猩红热、白喉、流感和麻疹等。

三、常见症状

1. 急性期

（1）全身症状。起病急，畏寒，高热可达39～40℃，尤其是幼儿可因高热而抽搐、呕吐或昏睡、食欲缺乏、便秘以及全身酸懒等。

（2）局部症状。咽痛明显，吞咽时尤甚，剧烈疼痛者可放射至耳部，幼儿常因不能吞咽而哭闹不安。儿童若因扁桃体肥大影响呼吸时可妨碍其睡眠，夜间常惊醒。

2. 慢性期

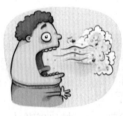

（1）反复咽痛发作。每遇感冒、受凉、劳累、睡眠欠佳或烟酒刺激后咽痛发作，并有咽部不适及堵塞感。

（2）口臭。由于扁桃体内细菌的繁殖生长及残留于扁桃体内的脓性栓塞物，常可致口臭。

（3）扁桃体肿大。肥大的扁桃体可使吞咽困难，说话含糊不清，呼吸不畅或睡眠时打鼾。

（4）全身表现。扁桃体内的细菌，脓栓常随吞咽进入消化道，从而引起消化不良。如细菌毒素进入体内，可有头痛、

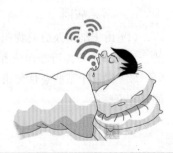

四肢乏力、容易疲劳或低热等表现。

四、预防与治疗

1. 预防

（1）慢性扁桃体炎的患者应养成良好的生活习惯，保证充足的睡眠时间，随天气变化及时增减衣服，去除室内潮湿的空气，都是重要的措施。

（2）坚持锻炼身体，提高机体抵抗疾病的能力，不过度操劳，若劳累后应及时休息。戒除烟酒，是预防慢性扁桃体炎重要的一点。

（3）患急性扁桃体炎应彻底治愈，以免留下后患。

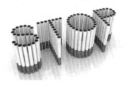

（4）预防各类传染病、流行病。发热高者可用酒精擦浴，协助降温。

（5）积极治疗急性扁桃体炎可预防本病迁延。

2. 治疗

1）一般治疗

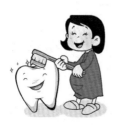

（1）保持口腔清洁，每天睡前刷牙，饭后漱口，以减少口腔内细菌感染的机会。注意是上下刷而不是横着刷，刷牙时间 3 分钟为宜。

（2）含漱法。可选用含碘片，每次 1～2 片，每日 3～4 次含化。用淡盐水漱口，简单又方便，可于饭后及睡前，取温开水一杯，加少许食盐，口感有咸味即可，反复漱口，每次 5 分钟左右。

（3）药物治疗。使用增强免疫力的药物；若为链球菌感染，可用长效青霉素治疗；加强体育锻炼，增强体质和抗病能力。当保守治疗无效时应采用手术疗法。

2）手术治疗原则

（1）扁桃体过度肥大，妨碍呼吸、吞咽者。

（2）反复急性发作，每年 4～5 次以上，有扁桃体周围脓肿病史。

（3）长期低热，全身检查除扁桃体炎外无其他病变者。

术前　　　　　　术后

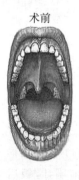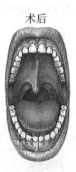

（4）由于扁桃体炎而导致的肾炎、风湿等病患者，应在医师指导下择期手术。

3）不宜手术者

（1）急性炎症期及患急性病、上呼吸道感染和有流行病的时期。

（2）造血系统疾病、凝血功能减退、高血压、心脏病、肺结核等患者不宜手术。

（3）妇女月经期及经前 3～5 天不做手术，否则，术后咽炎症状加重。

（4）有慢性咽炎的患者如不十分必要可不手术，否则，术后咽炎症状加重。至于慢性扁桃体炎的患者具体何时手术为宜，最好请医师帮助决定。

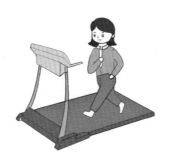

五、护理小贴士

（1）早晨刷牙时如果感觉到咽喉部有异物的时候，可以选择吃些比较酸的水果，比如金橘因为含有较丰富的维生素 C，可以起到消炎的作用，若生吃觉得酸，可加冰糖或蜂蜜煮汁。金橘叶也有药效，煎汁饮用，效果不错。发热、喉咙痛时可吃梨子，梨子有退热、润喉、止痛的作用，可减轻症状。梨汁也有止咳化痰的效果。

（2）当扁桃体发炎的时候，应该注意少食用

❌ **干燥、辛辣、煎炸等刺激性食物**

这一类的食物可加重胃热，使症状加重。

❌ **肥腻味甘食物**

这些食物易生痰上火，使咽喉肿痛，加重病情，这一类的食物有肥肉、糖果等。

辛辣刺激性食物，像一些辣椒、葱等，忌肥腻食物，吃些清淡、易吸收的食物有助于病情的恢复，如稀米汤（加盐）、果汁、甘蔗水、马蹄水（粉）、绿豆汤等。

（3）当接受治疗之后，还应注意每天注意锻炼身体，增强身体抵抗力，不要过于操劳，应该注意戒烟酒。

6

腮腺炎

一、疾病简介

腮腺是涎液腺中最大的腺体,位于两侧面颊近耳垂处,腮腺肿大以耳垂为中心,可以一侧或两侧。病因多为感染性、免疫性、阻塞性及原因未明性炎症肿大等。最常见为感染引起的腮腺炎,多见于细菌性和病毒性。

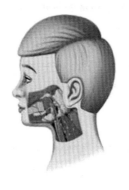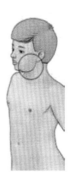

二、常见病因

1. 感染性

急性细菌性腮腺炎(化脓性腮腺炎):是由细菌感染引起,主要为金黄色葡萄球菌,其次为链球菌。常见病因为腮腺分泌功能减退者(如机体

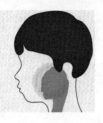

抵抗力及口腔生物学免疫力降低者、手术禁食者等)、腮腺导管口堵塞及腮腺淋巴结炎、邻近组织炎症波及。

病毒性腮腺炎：常见的病毒学腮腺炎病毒，还可见单纯疱疹病毒、柯萨奇病毒、甲型流感病毒等。由腮腺炎病毒感染引起的流行性腮腺炎最为常见。

2. 免疫性

如干燥综合征、米库利奇病等可引起慢性自身免疫性腮腺炎。

3. 堵塞

主要是腮腺管及分支堵塞继而引起细菌感染，多见涎腺结石、黏液栓及较少见的肿瘤，多见良性肿瘤。

4. 病因未明

慢性非特异性腮腺炎、复发性儿童腮腺炎、变性型涎腺肿大症等，极少由某些药物引起。

三、常见症状

1. 化脓性腮腺炎

常为单侧受累，双侧同时发生者少见。炎症早期，症状轻微或不明显，腮腺区轻微疼

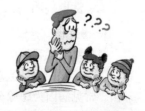

痛、肿大、压痛。导管口轻度红肿、疼痛。随病程进展，可出现发热、寒战、单侧腮腺疼痛和肿胀。腮腺及表面皮肤局部红、肿、热、痛。当病变进入化脓期，挤压腮腺可见脓液自导管口流出。

2. 流行性腮腺炎

病毒性腮腺炎最常见为流行性腮腺炎。流行性腮腺炎为传染性疾病，传染源为患者和隐性感染者，传播途径为呼吸道飞沫和密切接触。临床起病急，常有发热、头痛、食欲不佳等前驱症状。数小时至 1~2 天

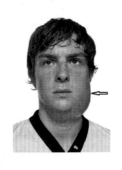

后体温可升至 39℃以上，出现唾液腺肿胀，腮腺最常受累，肿大一般以耳垂为中心，向前、后、下发展，边缘不清，轻度触痛，张口咀嚼及进食酸性饮食时疼痛加剧，局部皮肤发热、紧张发亮但多不红，通常一侧腮腺肿胀后 2~4 天累及对侧。颌下腺或舌下腺也可波及，舌下腺肿大时可见舌及颈部肿胀，并出现吞咽困难。腮腺管口在早期可有红肿，有助于诊断。

3. 自身免疫性腮腺炎

多见于慢性自身免疫性疾病，如干燥综合征、IgG4 相关性疾病等，除反复发生的腮腺肿大，尚有其他腺体、关节、脏器累及和损伤。

四、预防与治疗

1. 预防

春季正是腮腺炎的多发季节,也是流行性腮腺炎的传染季节。所以预防是很重要的,尤其是那些没有患过腮腺炎的人们,不要去接触患腮腺炎的人。

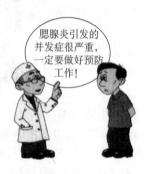

1) 化脓性腮腺炎

保持口腔清洁卫生是预防其发病的重要环节。一些体质虚弱、长期卧床、高热或禁食的患者常可发生脱水,更应加强口腔护理(如认真刷牙、常用氯己定溶液漱口等),保持体液平衡,加强营养及抗感染治疗。

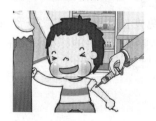

2) 流行性腮腺炎

(1) 管理传染源。应早期隔离患者直至腮腺肿胀完全消退。接触者一般不需检疫,但在集体儿童机构、部队等应留验 3 周,对可疑者应立即暂时隔离。

(2) 切断传播途径。勤通风、勤晒被子。

(3) 保护易感人群。被动免疫:腮腺炎高价免疫球蛋白有一定作用,但来源困难,不易推广。一般的球蛋白对本病的预防效果存疑。自动免疫:目前麻疹、腮腺炎和风疹三联疫苗免疫效果较好,属于国家免疫规划接种,初种对象为 8 月龄和 18~24 月龄各 1 剂次,皮下或肌内注射。

2. 治疗

1) 化脓性腮腺炎

(1) 针对病因治疗。纠正水、电解质及酸碱平衡。

(2) 选用有效抗菌药物。经验性应用大剂量青霉素或第一、二代头孢菌素类等抗革兰氏阳性球菌的抗生素,并从腮腺导管口取脓液进行细菌培养及药敏试验,根据药敏试验结果调整敏感抗生素。

(3) 其他保守治疗。炎症早期可用热敷、理疗、外敷等方法。碳酸氢钠溶液、口泰等漱口剂有助于炎症的控制。

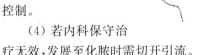

(4) 若内科保守治疗无效,发展至化脓时需切开引流。

2）流行性腮腺炎

（1）隔离、卧床休息直至腮腺肿胀完全消退。注意口腔清洁，避免酸性食物，保证液体摄入量。

（2）对症治疗为主。抗生素无效时可试用利巴韦林。有报告用干扰素者似有疗效。

（3）肾上腺皮质激素治疗尚无肯定效果，对重症或并发脑膜脑炎、心肌炎等时可考虑短期使用。

（4）氦氖激光局部照射治疗流行性腮腺炎对止痛、消肿有一定效果。

（5）男性成人患者在本病早期应用己烯雌酚，以防止睾丸炎发生。

五、护理小贴士

腮腺炎的饮食护理：

（1）饮食宜清淡，食用便于咀嚼吞咽的流质。如米汤、藕粉、橘汁、蔬菜汁、西瓜汁、梨汁、蔗汁、胡萝卜汁及牛奶、鸡蛋花汤、豆浆等。

（2）病情好转尽快改食半流质及软食。但必须细、软、烂，易咀嚼吞咽。

（3）忌辛辣发物，避免闻油烟及吃煎炒食物。

（4）可多食香椿（嫩芽叶）、马齿苋、芫荽、绿豆、赤豆、丝瓜等，可绞汁服用，也可外敷。

|| 7 ||

结膜炎

一、疾病简介

结膜炎是结膜组织在外界和机体自身因素的作用下发生的炎性反应的统称。虽然结膜炎本身对视力影响并不严重,但是当其炎症波及角膜或引起并发症时,可导致视力的损害。

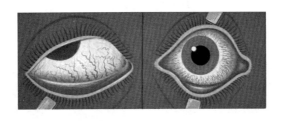

二、常见病因

(1)外源性:包括环境中的各类微生物、植物、花粉、风尘、理化毒物等。

(2)内源性:致病菌通过血行或淋巴使结膜感染,或是对全身遇到其他部位的感染发生过敏反应,当这些因素作用于结膜组织,引起眼结膜充血、出血渗出、乳头肥大

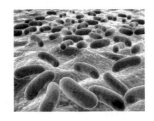

和滤泡形成时产生眼部的各种不适,即形成了临床上的结膜炎。

三、常见症状

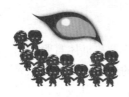

患眼异物感、烧灼感、眼睑沉重、分泌物增多,当病变累及角膜时可出现畏光、流泪及不同程度的视力下降。

四、预防与治疗

1. 预防

(1)结膜炎多是接触传染,故应提倡勤洗手,避免随意揉眼。提倡流水洗脸,毛巾、手帕等物品要与他人分开,并经常清洗消毒。

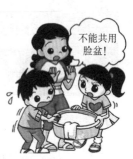

不能共用脸盆!

(2)对传染性结膜炎患者应采取一定的隔离措施,更不允许到公共游泳区游泳。

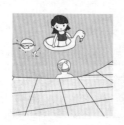

(3)如果一眼患结膜炎,必须注意保护健眼不受感染。

(4)凡工作环境多风、多尘烟等刺激性物质时,应改善环境和戴防护眼镜,以防引起结膜炎。

2. 治疗

1）局部治疗

（1）冲洗结膜囊。其作用主要是清洁,常用生理盐水、2%～3%硼酸溶液或 1：5 000～1：10 000 升汞(或高锰酸钾)溶液。

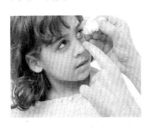

（2）不要遮盖患眼。因结膜炎时分泌物很多,如果把患眼遮盖,分泌物不易排出而聚集于结膜囊内;且遮盖后会使结膜囊温度升高,更有利于细菌的繁殖,使结膜炎加剧。

（3）局部用药。用抗菌药物或抗病毒滴眼剂。根据病原学诊断,选择相应的治疗药物。可用 0.5%～1%硝酸银,滴眼时要翻转眼睑,将眼液滴于睑结膜上,滴眼后稍停片刻,即用生理盐水冲洗。或用棉签蘸少量药液,涂于睑结膜表面,随即用生理盐水冲洗。

2）全身治疗

对于严重的结膜炎,如淋球菌性结膜炎等,需结合全身用药治疗。

五、护理小贴士

（1）不去公共场所理发、洗澡或游泳,以防传染给别人。

（2）洗脸用具与家人分开使用,避免家庭成

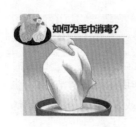

员传染。

（3）养成不揉眼、勤洗手的良好生活习惯。

（4）擦眼的毛巾等物品需用含氯的消毒剂进行消毒或煮沸 10 分钟。

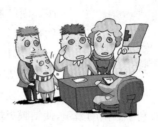

（5）如眼睛分泌物多影响视力，可用无菌棉球蘸冷盐水或 4‰硼酸液冲洗眼睛。用冷开水配制盐水，每 100 ml 水加食盐 1 g。

（6）用利巴韦林与利福平眼药水点眼，每 0.5～1 小时点 1 次，两种交替使用，不要与别人合用同一支眼药水。

（7）点眼药或睡眠时头偏向患侧，避免患眼分泌物流向健侧眼。

（8）点眼药瓶口不要接触眼睛及分泌物，以防污染瓶口造成交叉感染。红眼病以细菌感染为主，常使用各种抗生素眼药水治疗，如氯霉素、利福平、庆大霉素等眼药水。为了使量少、浓度又很低的眼药水在眼内持续发挥作用，频频点药是治疗的关键,同时应于睡前使用红霉素、四环素等眼药膏,以使药物存留在眼内并逐渐吸收。

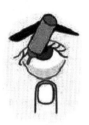 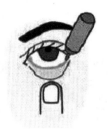

1. 先洗手,将下眼睑下拉与眼球分开,使眼睑和眼球形成 V 字型囊袋。

2. 将眼药膏挤进 V 字型囊袋。

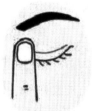

3. 点完药膏,眼睛向下看轻闭眼睛,使药膏均匀分布于眼睛内。

8

睑缘炎

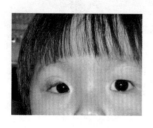

一、疾病简介

睑缘炎是睑缘皮肤、睫毛毛囊及其腺体的亚急性、慢性炎症。睑缘部位富含腺体组织和脂肪性分泌物,易沾染尘垢和病菌致感染。临床上分 3 型:鳞屑性、溃疡性、眦部睑缘炎。

二、常见病因

(1)鳞屑性睑缘炎(squamous blepharitis):由于眼睑皮脂腺及睑板腺分泌旺盛,以至皮脂溢出而发生轻度感染是鳞屑性睑缘炎的致病原因。各种物理、化学刺激(风、尘、烟、热等),全身抵抗力降低、营养不良、睡眠不足、屈光不正以及视力疲劳等,加之眼部不卫生,都是其致病因素。

(2)溃疡性睑缘炎(ulcerative blepharitis):常为金黄色葡萄球菌感染引起睫毛毛囊、Zeis 和 Moll 腺体的急性

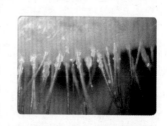

或化脓性炎症。

（3）眦角性睑缘炎（angular blepharitis）：眦角性睑缘炎为摩-阿（Mora-Axenfeld）双杆菌感染，常为双眼病变，限于眦部，以外眦部最为常见。常与体质差或贫血、结核等有关或因缺乏维生素B_2（核黄素）所致。

三、常见症状

（1）眼睑部有烧灼感，可有刺痒、刺痛。

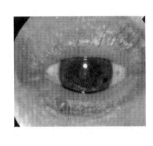

（2）鳞屑性患者睑缘发红，睫毛根部可见鳞屑或痂皮；睫毛易脱，能再生；溃疡性患者有出血性溃疡及脓疱，日久睑缘肥厚，秃睫或睫毛乱生；眦角性患者眦部皮肤浸渍或糜烂，常合并眦部结膜炎。

四、预防与治疗

1. 预防

（1）预防睑缘炎，首先要做好眼部卫生，平时应注意养成良好的生活习惯，讲究卫生，纠正用脏手揉眼等不良习惯。

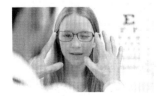

（2）注意饮食

调理，应避免吃辣椒、葱、蒜等刺激性食物，以免加重炎症或使已近治愈的炎症复发。注意保证充足的营养，这对睑缘炎预防有很大的帮助。如有屈光不正，应配戴眼镜矫正。

（3）如伴有慢性结膜炎或沙眼时，也应一并进行治疗。

（4）避免烟尘风沙刺激。如果平时有消化不良和营养障碍等全身疾病时，要及时治疗，消除能够造成睑缘炎的诱因。

2. 治疗

（1）去除病因。避免一切刺激因素，矫正屈光不正，加强营养。

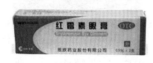

（2）鳞屑性患者：用肥皂水或2％碳酸氢钠溶液清洗后除去痂皮，以1％～2％黄降汞或抗生素皮质激素眼膏涂擦睑缘，每天2～3次，愈后继续用药2周，以防复发。

（3）溃疡性患者：同上清除痂皮后，挑开脓疱，拔去患处睫毛，然后涂以抗生素或磺胺眼膏。此病较顽固，治疗应力求彻底，不可中断。病情好转后要持续用药3周，以防复发。屡犯和长期不愈的病例应做细菌培养和药物敏感试验，以选择有效药物，并可采取自家疫苗或葡萄球菌类毒素疗法。

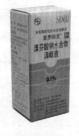

（4）眦角性患者：用0.5％的

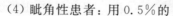

硫酸锌液点眼,此药能阻止摩-阿氏双杆菌所产生的蛋白溶解酶侵蚀组织,故有效。局部再涂以抗生素或黄降汞眼膏。

五、护理小贴士

鳞屑性睑缘炎患者生活注意事项:

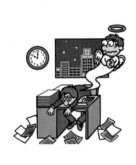

(1)不要揉擦眼睛。睑缘炎患者常常在睫毛根部有脓疱状物隆起,当揉擦眼睛时,易使发炎的睑缘出血,脓疱溃破,睫毛脱落。

(2)避免长期熬夜,睡眠不足会诱发或加重本病。

(3)戒除烟酒,少吃辛辣刺激性食物。烟酒及辛辣刺激性食物会诱发或加重本病。

(4)避免精神紧张,如果长期处于精神紧张的境况下,神经系统和内分泌系统调节紊乱,免疫功能低下,容易诱发睑缘炎或使本病加重。

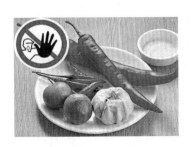

9

慢性鼻炎

一、疾病简介

慢性鼻炎是鼻黏膜及黏膜下层的慢性炎症。其主要特点是炎症持续 3 个月以上或反复发作，迁延不愈，间歇期亦不能恢复正常，且无明确的致病微生物，伴有不同程度的鼻塞，分泌物增多，鼻黏膜肿胀或增厚等障碍。

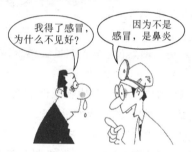

根据慢性鼻炎的病理和功能紊乱的程度，可分为慢性单纯性鼻炎和慢性肥厚性鼻炎。前者是以鼻黏膜肿胀、分泌物增多为特征的鼻黏膜慢性炎症，后者是以黏膜、黏膜下层甚至骨质的局限性或弥漫性增生肥厚为特点的鼻腔慢性炎症。

二、常见病因

1. 全身因素

（1）慢性鼻炎常为一些全身性疾病的局部表

现。如贫血、结核、糖尿病、风湿病、急性传染病后及慢性心、肝、肾疾病等,均可引起鼻黏膜长期淤血或反射性充血。

(2)营养不良。如维生素 A、维生素 C 缺乏,可致鼻黏膜肥厚,腺体退化。

(3)内分泌失调。如甲状腺功能低下可引起鼻黏膜水肿;青春期、月经期和妊娠期鼻黏膜即可发生充血、肿胀,少数可引起鼻黏膜肥厚。

(4)烟酒嗜好或长期过度疲劳,可致鼻黏膜血管舒缩功能障碍。

(5)免疫功能障碍。如自身免疫性疾病、艾滋病、脉管炎、囊性纤维化及器官移植或肿瘤患者长期使用免疫抑制剂等。

2. 局部因素

(1)急性鼻炎反复发作或治疗不彻底,鼻黏膜未恢复正常,而演变成慢性鼻炎。

(2)鼻腔及鼻窦的慢性炎症,或邻近感染灶的影响,如慢性扁桃体炎、腺样体肥大等,鼻黏膜长期受到脓性分泌物的刺激,促使发生慢性鼻炎。

(3)鼻中隔偏曲、鼻腔狭窄、异物及肿瘤妨碍鼻腔通气引流,使病原体容易局部存留,以致反复发生炎症。

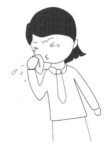

(4)鼻腔用药不当或全身用药的影响。如长期滴用血管收缩剂引起鼻黏膜舒缩

功能障碍，血管扩张，黏膜肿胀。

3. 职业和环境因素

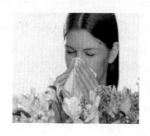

职业或生活环境中长期吸入各种粉尘，如煤、岩石、水泥、面粉、石灰等可损伤鼻黏膜纤毛功能。各种化学物质及刺激性气体（如二氧化硫、甲醛及乙醇等)均可引起慢性鼻炎。另外，环境中温度和相对湿度的急剧变化也可导致本病。

三、常见症状

1. 慢性单纯性鼻炎

（1）鼻塞特点。①间歇性：白天、夏季、劳动或运动时鼻塞减轻，而夜间、静坐或寒冷时鼻塞加重；②交替性：侧卧时下侧鼻腔阻塞，上侧鼻腔通气较好，当转向另一侧卧位时，另一侧鼻腔又出现鼻塞。

（2）多为半透明的黏液性鼻涕，继发感染后可有脓涕。鼻涕可向后经后鼻孔流入咽喉部，引起咽喉不适、多"痰"及咳嗽等症状。小儿患者由于鼻涕长期刺激鼻前庭及上唇，可出现鼻前庭炎及湿疹。

（3）由于鼻塞，可有间断嗅觉减退、头痛不适及说话时鼻音等。

2. 慢性肥厚性鼻炎

（1）鼻塞较重，多为持续性。有闭塞性鼻音，嗅觉减退。鼻涕不多，为黏液性或黏脓性，不易擤出。

（2）肥大的下鼻甲后端如压迫咽鼓管咽口，可出现耳鸣及听力下降。

（3）由于长时间的张口呼吸以及鼻腔分泌物的刺激，易发生慢性咽喉炎。

（4）多伴有头痛、头昏、失眠及精神萎靡等症状。

四、预防与治疗

1. 预防

（1）戒烟酒，注意饮食卫生和环境卫生，避免粉尘长期刺激。

（2）避免长期使用鼻腔减充血剂，该类药物有可能造成"药物性鼻炎"。

（3）积极治疗急性鼻炎，每遇感冒鼻塞加重，不可用力抠鼻，以免引起鼻腔感染。

（4）应注意锻炼身体，参加适当的体育活动。

（5）注意气候变化，及时增减衣服。

（6）应尽量避免出入人群密集的场所，并注意戴口罩。

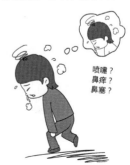

喷嚏？
鼻痒？
鼻塞？

2. 治疗

（1）病因治疗。找出全身、局部和环境等方面的致病原因,积极治疗全身疾病或排除之。对鼻中隔偏曲者进行矫正手术,积极治疗慢性鼻窦炎等。加强锻炼身体,改善营养状况,治疗全身慢性疾病,提高机体抵抗力。

(2)局部治疗。①局部糖皮质激素鼻喷雾剂可以在炎症的各个阶段都发挥强大的抗炎、抗水肿效应,并能促进损伤的纤毛上皮修复,是目前治疗鼻黏膜炎症性疾病的一线药物。对于"妊娠期鼻炎"的患者忌用减充血剂,局部慎用糖皮质激素鼻喷雾剂,妊娠终止后2~4周内鼻炎症状会得到缓解。②减充血剂只有在慢性鼻炎伴发急性感染时才可使用减充血剂滴鼻,1~2次/天,并且一般应用时间不宜超过7~10天,此类药物长期使用可引起药物性鼻炎。儿童可短期应用较低浓度的此类药物。③封闭疗法可行迎香穴和鼻通穴封闭;也可作鼻丘或双侧下鼻甲前段黏膜下注射。但此种方法目前已很少应用。④其他。鼻塞严重者可按摩迎香穴和鼻通穴位,还可应用淡盐水或海水冲洗鼻腔。

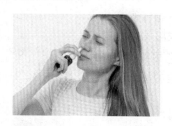

(3)全身药物治疗。

(4)手术治疗。

五、护理小贴士

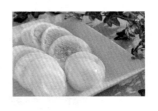

（1）饮食宜易消化吸收食物。忌食生冷、烟、酒、辛燥刺激之品。应多吃新鲜的食物或含蛋白质多的食物：如鱼、牛乳、蛋、大豆、肉等与谷类食物。

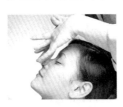

（2）用温开水将鼻腔结痂洗净，再以棉签蘸生蜂蜜涂鼻腔患处，每日1次，至鼻腔无痛痒，无分泌物结痂，嗅觉恢复为止。

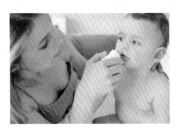

（3）采用自我鼻按摩手法，用两手食指和中指同时按摩眼内角鼻梁处，由上到下为1次，共80次；用中指揉按在鼻翼两旁约1 cm处，做旋转状按摩，共70次；两手食指、中指、无名指同时按摩眉心中央，然后沿眉毛向外按摩到两侧太阳穴，共60次。可反复按摩，早、中、晚各一次。能有效地防止鼻炎的发生与改善已患慢性鼻炎的病情。

（4）鼻塞时不可强行擤鼻，以免引起鼻腔毛细血管破裂而发生鼻出血，亦可防止带菌黏液逆入鼻咽部并发中耳炎。

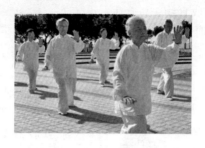

（5）增加体育锻炼，选择医疗保健操、打太极拳、五禽戏、打乒乓球、舞剑等项目，持之以恒，能增强体质，提高机体的抗病能力。从夏季开始，坚持用冷水洗面擦鼻，增加耐寒能力。寒冷或气候剧变时应避免受凉，防止感冒，外出时要戴口罩。尽量找出致病因素，及时预防与治疗。

10

哮喘

一、疾病简介

哮喘又名支气管哮喘。支气管哮喘是由多种细胞及细胞组分参与的慢性气道炎症,此种炎症常伴随引起气道反应性增高,导致反复发作的喘息、气促、胸闷和(或)咳嗽等症状,多在夜间和(或)凌晨发生。此类症状常伴有广泛而多变的气流阻塞,可以自行或通过治疗而逆转。

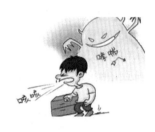

二、常见病因

1. 遗传因素

哮喘与多基因遗传有关。哮喘患者亲属患病率高于群体患病率,并且亲缘关系越近,患病率越高;患者病情越严重,其亲属患病率也越高。

2. 变应原

(1)室内外变应原。尘螨是最常见、危害最大的室内变应原,是哮喘在世界范围内的重要发病原因,尘螨存在于皮毛、唾液、尿液与粪便等分泌物里。真菌亦是存在于室内空气中的变应原之一,特别是在阴暗、潮湿以及通风不良的地方。花粉与草粉是最常见的引起哮喘发作的室外变应原。

(2)职业性变应原。常见的变应原有谷物粉、面粉、木材、饲料、茶、咖啡豆、家蚕、鸽子、蘑菇、抗生素(青霉素、头孢霉素)、松香、活性染料、过硫酸盐、乙二胺等。

(3)药物及食物添加剂。阿司匹林、普萘洛尔(心得安)和一些非皮质激素类抗炎药是药物所致哮喘的主要变应原。

3. 促发因素

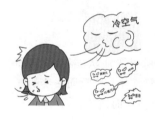

常见空气污染、吸烟、呼吸道病毒感染、妊娠以及剧烈运动、气候转变;多种非特异性刺激,如吸入冷空气、蒸馏水雾滴等都可诱发哮喘发作。此外,精神因素亦可诱发哮喘。

三、常见症状

发作性伴有哮鸣音的呼气性呼吸困难或发作性咳嗽、胸闷。严重者被迫采取坐位或呈端坐呼吸,干咳或咳大量白色泡沫痰,甚至出现发绀等,有时咳嗽可为唯一的症状(咳嗽变异型哮喘)。有

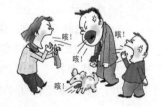

的青少年患者则以运动时出现胸闷、咳嗽及呼吸困难为唯一的临床表现(运动性哮喘)。哮喘症状可在数分钟内发作,经数小时至数天,用支气管舒张剂或自行缓解。某些患者在缓解数小时后可再次发作。夜间及凌晨发作和加重常是哮喘的特征之一。

四、预防与治疗

1. 预防

(1)减少花粉、烟雾的吸入,在日间、午后最好减少外出。蟑螂是重要的过敏原,要注意杀灭屋内的蟑螂。

(2)贴身的衣服、被褥用热水洗涤,以杀灭和减少尘螨。

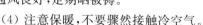

(3)减少猫过敏原和真菌的吸入,尽量不养猫,保持室内干燥、通风良好,定期晒被褥。

(4)注意保暖,不要骤然接触冷空气。

(5)注射流感疫苗,防止病毒性感染。

(6)避免情绪激动,保持良好的心态;加强体育锻炼,增强个人体质。

(7)必要时在哮喘发病季节之前使用糖皮质激素吸入来预防。

2. 治疗

(1)长期抗感染治疗是基础的治疗,首选吸入激素。

（2）应急缓解症状的首选药物是吸入 β_2 激动剂。

（3）规律吸入激素后病情控制不理想者，宜加用吸入长效 β_2 激动剂，或缓释茶碱，或白三烯调节剂（联合用药）；亦可考虑增加吸入激素量。

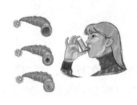

（4）重症哮喘患者，经过上述治疗仍长期反复发作时，可考虑做强化治疗。即按照严重哮喘发作处理（给予大剂量激素等治疗），待症状完全控制、肺功能恢复最佳水平和 PEF 波动率正常后 2～4 天后，渐减少激素用量。部分患者强经过化治疗阶段后病情控制理想。

五、护理小贴士

1. 哮喘饮食注意事项

支气管哮喘患者的饮食应进清淡流质食物，特别是在哮喘发作期，水分的需要量增加，要注意补充，以免水分不足，痰液黏稠，不易咳出，阻塞呼吸道而加重哮喘。哮喘病患者的忌食要根据各人的特点而定。婴幼儿应对异性蛋白加以警惕，老年人应该少吃产生痰液的食物，如鸡蛋、肥肉、花生和油腻不容易消化的食物。除了忌食肯定会引起过敏或哮喘的食物外，应避免对其他食物忌口，以免失去应有的营养平衡。应少吃胀气或难消化的食物,如豆类、芋艿、山芋等,避免腹胀压迫胸腔而加重呼吸困难。

2. 哮喘的锻炼方式

(1)腹式呼吸。进行腹式呼吸锻炼要因人而异,量力而行,切不可操之过急。由浅入深,每次及每日锻炼时间可自行酌定。建议每日早晚各练习1次,每次10分钟即可。

(2)游泳。应妥善掌握运动量,根据各人的自我感觉,游程一般不宜过长,游50 m即应休息一下,总量不超过500 m。如能坚持每天或隔天游1次,则效果更好。

(3)气功锻炼。支气管哮喘患者以气功中仰卧位的放松功和侧卧位的内养功较适合。

(4)骑自行车。骑自行车也能明显增加患者的肺活量,并能益寿延年。此外,骑自行车也可以促进心理健康,使人心旷神怡,摆脱忧虑,转移烦恼。对于哮喘患者来说,骑自行车可增加全身血液循环,促进机体的新陈代谢,改善患者的症状。

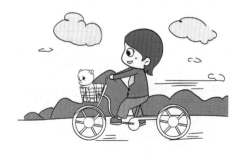

11

痤疮

一、疾病简介

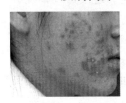

痤疮是毛囊皮脂腺单位的一种慢性炎症性皮肤病,主要好发于青少年,对青少年的心理和社交影响很大,但青春期后往往能自然减轻或痊愈。

二、常见病因

痤疮的发生主要与皮脂分泌过多、毛囊皮脂腺导管堵塞、细菌感染和炎症反应等因素密切相关。进入青春期后,人体内雄激素特别是睾酮的水平迅速升高,促进皮脂腺发育并产生大量皮脂。同时毛囊皮脂腺导管的角化异常造成导管

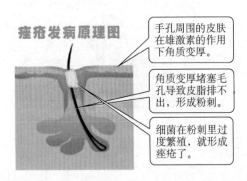

痤疮发病原理图

手孔周围的皮肤在雄激素的作用下角质变厚。

角质变厚堵塞毛孔导致皮脂排不出,形成粉刺。

细菌在粉刺里过度繁殖,就形成痤疮了。

堵塞,皮脂排出障碍,形成角质栓即微粉刺。毛囊中多种微生物尤其是痤疮丙酸杆菌大量繁殖,痤疮丙酸杆菌产生的脂酶分解皮脂生成游离脂肪酸,同时趋化炎症细胞和介质,最终诱导并加重炎症反应。

三、常见症状

（1）多发生于 15～30 岁的青年男女,皮损好发于面颊、额部,其次是胸背部、肩部,多为对称性分布,常伴有皮脂溢出。

（2）初发损害为与毛囊一致的圆锥形丘疹,如白头粉刺及黑头粉刺,白头粉刺可挑挤出白黄色豆渣样物质,而黑头粉刺系内含脂栓氧化所致。

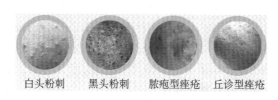

白头粉刺　　黑头粉刺　　脓疱型痤疮　　丘诊型痤疮

（3）皮损加重后可形成炎症丘疹,顶端可有小脓疱;继续发展可形成大小不等暗红色结节或囊肿,挤压时可有波动感,经久不愈可化脓形成脓肿,破溃后常形成窦道和瘢痕。各种损害大小深浅不等,常以其中一二种损害为主。

（4）一般无自觉症状,炎症明显时可有疼痛。痤疮病程慢性,时轻时重,部分患者至中年期病情方逐渐缓解,但可遗留或多或少的色素沉着、肥厚性或萎缩性瘢痕。

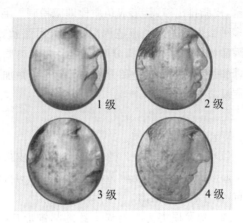

1级　　2级

3级　　4级

四、预防与治疗

1. 预防

（1）痤疮的预防需注意个人清洁卫生，勤洗澡、勤换衣，每天以中性肥皂及温水洗脸2～3次，保持面部和手部的干净，使面部皮脂正常排出，帮助有效的预防痤疮。

（2）痤疮患者的每天洗脸请勿过度，洗脸虽然是美丽肌肤的基本方法，但是一天早晚两次或

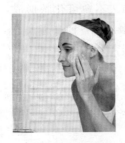

是流汗肮脏时再洗就够了，如果过度清洗，会将皮肤上的保护油脂完全洗去，造成皮肤太过干燥，对于肌肤有很大的伤害，易引发痤疮。这也是在痤疮的预防工作需多加注意。

（3）保持大小便通畅。戒掉不良习惯，如抽烟、喝酒、熬夜等。注意防晒。

（4）痤疮患者不要用手去挤、捏、掐痤疮。手指本身带有眼睛看不见的细菌容易引起感染，严重的感染会造成疖、疮、甚至蜂窝织炎，并使皮肤痊愈后，留下大大小小的瘢痕。这也是在痤疮的预防中需注意的。

（5）痤疮的预防在饮食上要减少多余热量的摄取，尽量少吃刺激性食品。蛋糕、甜点等食品，是许多人无法抗拒的，糖分多的蛋糕及碳水化合物多的点心最容易造成痤疮。不吃辛、辣刺激性食物，如生葱、大蒜、辣椒、咖啡、可可、巧克力、海鲜、坚果、奶酪等，多食用粗纤维食物，蔬菜水果，多饮水。

（6）女青年应注意生理周期的正常，及时解除痛经，在痤疮发作期，最好不使用化妆品，特别是油性及粉状化妆品，以免加重皮肤的炎症反应。保持心情舒畅。

2. 治疗

（1）局部外用药物。维 A 酸类（维 A 酸乳膏、阿达帕林凝胶、他扎罗汀凝胶）。维 A 酸药物主要是通过调节细胞增殖和分化，抗角化异常，溶解粉刺，抗炎等作用来治疗痤疮；过氧化苯甲酰、抗生素类（克林霉素、红霉素、氯霉素等）、壬二酸、硫磺洗剂等也可用来治疗痤疮。

（2）口服抗生素。首选四环素类（米诺环素、多西环素等），其次为大环内酯类（红霉素），避免选择常用于治疗系统感染的抗生素如左氧氟沙星等。抗生素疗程通常 6～12 周。

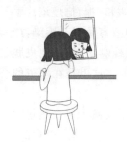

（3）口服维胺酯胶囊或异维 A 酸。对于严重的痤疮，口服异维 A 酸是标准疗法，也是目前治疗痤疮最有效的方法。疗程以达到最小累积剂量 60 mg/kg 为目标。

（4）抗雄激素治疗。口服避孕药复方醋酸环丙孕酮片，适用于女性中、重度痤疮患者，伴有雄激素水平过高表现（如多毛、皮脂溢出等）或多囊卵巢综合征。迟发型痤疮及月经期前痤疮显著加重的女性患者也可考虑应用口服避孕药。

（5）口服糖皮质激素。主要用于暴发性或聚合性痤疮，遵循短期、小剂量、与其他方法联合应用的原则。

（6）对于不能耐受或不愿接受药物治疗的患者，还可考虑物理治疗，如光动力疗法（PDT）、果酸疗法、激光治疗等。

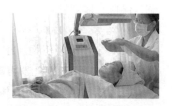

五、护理小贴士

痤疮的饮食护理。

（1）痤疮患者宜尽量少吃高脂肪食物（特别是动物性脂肪如猪油、牛油等），多吃蔬菜、水果；忌吃辛辣刺激性食品及饮料，如辣椒、大蒜、浓茶、咖啡、酒类等。粉刺主要是因为过食肥甘厚味，导致肺、胃湿热，熏蒸面部肌肤所引起的。因此，凡是含油脂丰富的食品，如肥肉、动物脑、蛋黄、芝麻、花生等，都应少吃。

（2）多食富含维生素 E 的食物：宜加强饮食调节。平时宜以清淡素食为主，多吃新鲜的绿叶蔬菜及萝卜、胡萝卜、番茄、冬瓜、丝瓜、苦瓜等，还宜多吃水果，如梨、荸荠、柑、橘、苹果、香蕉、西瓜、菠萝等，这不仅可供给机体以丰富的维生素及微量元素，而且可以防止便秘，而便秘会使应该排泄的毒素滞留在肠内，从而引起痤疮或使原有病情加重。

（3）辛辣湿热食物能刺激机体，使粉刺加重或复发，如烟、酒、浓茶、咖啡、辣椒、大蒜、韭菜、胡椒、生葱、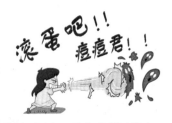狗肉、雀肉、虾等，均不宜食用。忌食高糖（甜食、糖果、糕点）、高脂肪食物。因这类食物吃后会使毛细血管扩张，皮脂分泌增多而使病情加重。

12

荨麻疹

一、疾病简介

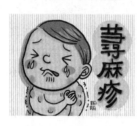

　　荨麻疹俗称风疹块。是由于皮肤、黏膜小血管扩张及渗透性增加而出现的一种局限性水肿反应,通常在2～24小时内消退,但反复发生新的皮疹。病程迁延数日至数月。临床上较为常见。

二、常见病因

　　荨麻疹的病因非常复杂,约3/4的患者找不到原因,特别是慢性荨麻疹。常见原因主要有:食物及食物添加剂;吸入物;感染;药物;物理因素如机械刺激、冷热、日光等;昆虫叮咬;精神因素和内分泌改变;遗传因素等。

荨麻疹病因

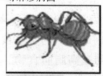

动物因素
昆虫叮咬
动物皮屑

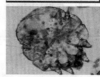

三、常见症状

　　基本损害为皮肤出现风团。常先

有皮肤瘙痒,随即出现风团,呈鲜红色或苍白色、皮肤色,少数患者有水肿性红斑。风团的大小和形态不一,发作时间不定。风团逐渐蔓延,融合成片,由于真皮乳头水肿,可见表皮毛囊口向下凹陷。风团持续数分钟至数小时,少数可延长至数天后消退,不留痕迹。皮疹反复成批发生,以傍晚发作者多见。风团常泛发,亦可局限。有时合并血管性水肿,偶尔风团表面形成大疱。

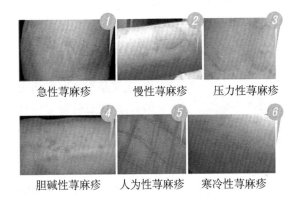

急性荨麻疹　　　　慢性荨麻疹　　　　压力性荨麻疹

胆碱性荨麻疹　　　人为性荨麻疹　　　寒冷性荨麻疹

　　部分患者可伴有恶心、呕吐、头痛、头胀、腹痛、腹泻,严重患者还可有胸闷、不适、面色苍白、心率加速、脉搏细弱、血压下降、呼吸短促等全身症状。

　　疾病于短期内痊愈者,称为急性荨麻疹。若反复发作达每周至少两次并连续6周以上者称为慢性荨麻疹。

四、预防与治疗

1. 预防

（1）注意饮食。荨麻疹的发病与饮食有着一定的联系，某些食物可能是诱发荨麻疹的病因。可诱发荨麻疹的食物多为动物性蛋白食物，如鱼虾、海鲜、蛋类、奶类等，有些植物性蛋白食物也可能会诱发此病。另外，一些含有人工色素、酵母菌、防腐剂等人工添加剂食品也可能导致荨麻疹的病发。

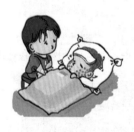

（2）注意卫生。人们要做好室内外的清洁工作，尤其是有荨麻疹病史的人，要注意做好室内外的清洁卫生工作，家中尽量要少养宠物，因为患者应避免吸入花粉、粉尘等。而且患者应远离风寒暑湿燥火虫毒之类的环境。避免由喝酒、受热、情绪激动等加重皮肤血管扩张，加重荨麻疹。

（3）注意药物因素。药物因素也是在荨麻疹预防中需注意的事项之一。因为在临床中有很多的药物都可能会引起荨麻疹，如抗生素类药物，镇痛剂等。人们使用此类药物时应注意自身的变化情况，如有过敏现象应尽早停药，以免造成病情的加重，这也是荨麻疹的日常预防措施之一。

2. 治疗

（1）一般治疗。由
于荨麻疹的原因各异，
治疗效果也不一样，治
疗具体措施如下。①去
除病因。对每位患者都
应力求找到引起发作的

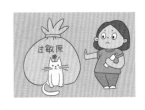

原因，并加以避免。如果是感染引起者，应积极治
疗感染病灶。药物引起者应停用过敏药物；食物
过敏引起者，找出过敏食物后，不要再吃这种食
物。②避免诱发因素。如寒冷性荨麻疹应注意保
暖，乙酰胆碱性荨麻疹减少运动、出汗及情绪波
动，接触性荨麻疹减少接触的机会等。

（2）药物治疗。主要是激素或 H_2 受体拮抗
剂等抗过敏药物。

五、护理小贴士

（1）注意温度的冷热转换，室内应常通风，保
持空气清新，衣被适中。

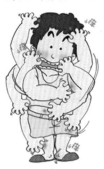

（2）不要用手搔抓。

（3）不能用热水、花椒
水、盐水等不当方法烫洗来
止痒。

（4）不能热敷。

（5）洗浴时水温不宜过
热，不要用力摩擦肌肤，洗后
避免出汗后受风。

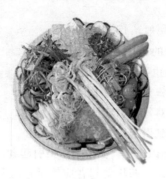

（6）油煎、油炸或是辛辣类的食物较易引发体内的热性反应的食物少吃。

（7）多吃碱性食物如：葡萄、绿茶、海带、番茄、芝麻、黄瓜、胡萝卜、香蕉、苹果、橘子、绿豆、薏苡仁等。

（8）多休息，勿疲劳，适度运动。

13

足癣

一、疾病简介

足癣(俗名"香港脚"、脚气),系真菌感染引起,其皮肤损害往往是先单侧(即单脚)发生,数周或数月后才感染到对侧。水疱主要出现在趾腹和趾侧,最常见于三四趾间,足底亦可出现,为深在性小水疱,可逐渐融合成大疱。

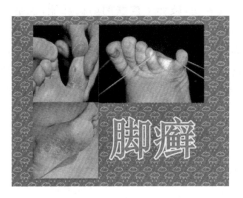

脚癣

二、常见病因

足癣是由致病性真菌引起的足部皮肤病,具有传染性。人的足底和趾间没有皮脂腺,从而缺乏抑制皮肤丝状真菌的脂肪酸,生理防御功能较差,而这些部位的皮肤汗腺却很丰富,出汗比较

088
春
篇

多,加之空气流通性差、局部潮湿温暖,有利于丝状真菌的生长。此外,足底部位皮肤角质层较厚,角质层中的角蛋白是真菌的丰富营养物质,有利于真菌的生长。

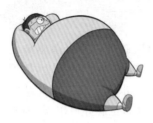

妇女在妊娠期间,由于内分泌的变化,引起皮肤抵抗真菌感染的能力下降,易患足癣。肥胖者因趾间潮湿,汗液浸渍易患足癣。足部皮肤受外伤,破坏了皮肤的防御功能,也是诱发足癣的因素之一。糖尿病患者由于缺乏胰岛素导致物质代谢紊乱,皮肤含糖量增加导致抵抗力下降,也易患足癣。滥用抗生素,长期使用皮质类固醇激素和免疫抑制剂等,使皮肤正常菌群失调,也会增加足癣的易感性。

足癣的发病还与生活习惯有关。有些人不注意足部清洁卫生和鞋袜的情况,为真菌提供了良好的滋生场所。

三、常见症状

1. 水疱型

多发生在夏季,表现为趾间、足缘、足底出现米粒大小、深在性水疱,疏散或成群分布,疱壁较厚,内容清澈,不易破裂,相互融合形成多房性水疱,撕去疱壁,可见蜂窝状基底及鲜红色糜烂面,剧烈瘙痒。

2. 糜烂型

表现为局部表皮角质层浸软发白。由于走动时不断摩擦表皮脱落，露出鲜红色糜烂面；严重者趾缝间、趾腹与足底交界处皮肤均可受累，瘙痒剧烈，多发于第3、4、5趾缝间。常见于多汗者。

3. 鳞屑角化型

症状是足跖、足缘、足跟部皮肤脚趾增厚、粗糙，脱屑，鳞屑成片状或小点状，反复脱落。

 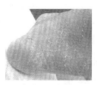 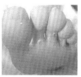

糜烂型脚气　　　角化型脚气　　　水疱型脚气

四、预防与治疗

1. 预防

（1）要注意清洁，保持皮肤干燥，保持足部清洁，每天清洗数次，勤换袜子。

（2）洗脚盆及擦脚毛巾应分别使用，以免传染他人。

（3）平时不宜穿运动鞋、旅游鞋等不透气的鞋子，以免造成脚汗过多，脚臭加剧。趾缝

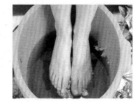

紧密的人可用干净纱布或棉球夹在中间或选择分趾袜,以利于吸水通气。

(4)勿吃容易引发出汗的食品,如辣椒、生葱、生蒜等。

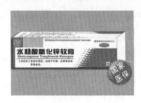

(5)情绪宜恬静,兴奋和激动容易诱发多汗,加重足癣。

(6)足癣是一种传染性皮肤病,应避免搔抓,防止自身传染及继发感染。

2. 治疗

(1)趾间有糜烂、渗液者不可以外用刺激性强的药,最好先使创面收敛干燥再用药。可以用1∶8 000高锰酸钾溶液湿敷,

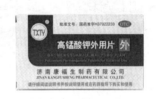

然后外用油剂或粉剂,待皮肤干燥后改用盐酸特比萘芬等霜剂或软膏。

(2)如果皮肤角化增厚严重,抗真菌药物很难渗透吸收。可以先用10%水杨酸软膏或复方苯甲酸软膏等使角质软化,再用抗真菌药。皮肤干裂明显者,可以每次温水浸泡,使角质软化,再用抗真菌药。皮肤干裂明显者,可以每次温水浸泡后局部涂油膏,然后用塑料薄膜封包,外缠绷带,24~48小时后除去,然后再用抗真菌药。

（3）足部起小水疱，未破溃者可以先用3％硼酸溶液浸泡，然后选用联苯苄唑乳膏等抗真菌霜剂。

（4）足癣合并细菌感染，原则上应先局部抗细菌感染，可以用呋喃西林溶液或1：2 000 小檗碱溶液湿敷，严重感染者，可以口服抗生素，如头孢氨苄胶囊、红霉素等。

（5）全身治疗：对于顽固的足癣，在没有禁忌证的情况下，可以给予口服药。如特比萘芬、伊曲康唑、氟康唑等。这些口服药物效果好，但应注意其可能带来的不良反应，肝功能不良者忌用。

五、护理小贴士

（1）公共用品要消毒，注意个人卫生不要使用他人的毛巾、拖鞋等。每天要用温水泡脚，洗完脚之后要将脚趾的水分擦干。

（2）脚部容易出汗的人可以使用痱子粉止汗，鞋袜换洗之后要用开水烫洗毛巾、袜子等。不要穿通风透气性不好的鞋袜。

（3）很多人认为把鞋袜放到阳光下晒晒就能杀死真菌，其实这是一个很大的误区。因此，在足癣治愈后，要经常在脚和鞋内使用抗真菌散剂，以防足癣复发。

（4）患足癣病时间较长的患者，应注意保护指（趾）甲不受损伤。不要用指甲抠瓶盖，改掉挖甲、咬甲等不良习惯，以防继发足癣。

（5）对感染源要做彻底的处理。患病期间，

健康小脚丫 全家笑哈哈

棉袜穿后用热水煮沸 15 分钟后再清洗,鞋垫要换新,不要抓搔患处皮肤,接触后一定要把手洗干净,避免传染手或身体其他部位。

（6）足癣患者在治疗时应积极治疗足部多汗症和其他浅部真菌病。

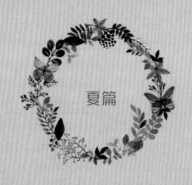

夏篇

清新、健康的笑
犹如夏天的一阵大雨
荡涤了人们心灵上的污泥
灰尘及所有的污垢
显现出善良与光明
——高尔基

14

细菌性痢疾

一、疾病简介

细菌性痢疾（bacillary dysentery）简称菌痢，系指一系列病原菌感染引起的痢疾样病变。本节主要阐述的志贺菌（又称痢疾杆菌）

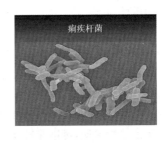

痢疾杆菌

引起的肠道传染病，以结肠化脓性炎症为主要病变，腹痛、腹泻、里急后重和黏液脓血便为主要临床表现，可伴有发热及全身脓毒血症。

二、常见病因

痢疾杆菌可随粪便排出体外，因而传染源包括患者和带菌者。

痢疾杆菌随患者或带菌者的粪便排出，通过污染手、食品、水源或生活接触，或苍蝇、蟑螂等间

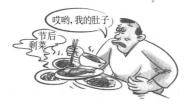

哎哟，我的肚子

节后剩菜

接方式传播，最终均经口入消化道使易感者受感染。流行季节集体食堂

食物或水源被污染可引起食物型或水型的流行爆发。

三、常见症状

潜伏期为 1～2 天,流行期为 6～11 月,发病高峰期在 8 月份。根据临床表现表现为急性菌痢和慢性菌痢。

1. 急性菌痢

(1) 普通型(典型)。起病急,高热伴畏寒、寒战,体温可高达 39℃,伴全身不适。早期由恶心、呕吐,继而出现阵发性腹痛、腹泻和里急后重。大便次数增多,每日十几次至数十次,量少,大便性状开始为稀便,可迅速转变为黏液脓血便。

(2) 轻型(非典型)。不发热或低热,肠道症状较轻,大便次数较少,每天 3～5 次,大便糊状或稀便。病程短,3～7 天可痊愈,但亦可转为慢性。

2. 慢性菌痢

病情反复发作或迁延不愈达 2 个月以上。

(1) 急性发作型。半年内有痢疾病史,常因进食生冷食物或受凉、过度劳累等原因诱发急性发作,可出现腹痛、腹泻、脓血便,发热常不明显。

(2) 慢性迁延型。急性菌痢发作后,迁延不愈,常有腹痛、长期腹泻或腹泻与便秘交替、稀黏液便或脓血便。长期腹泻可导致营养不良、贫血、乏力等。

(3) 慢性隐匿期。一年内有痢疾史,无临床症状,大便培养可检出志贺菌,乙状结肠镜检可有异常发现。

四、预防与治疗

1. 预防

（1）管理传染源。及时发现患者和带菌者，并进行有效隔离和彻底治疗，直至大便培养阴性。重点监测从事饮食

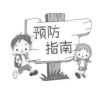

业、保育及水厂工作的人员，感染者应立即隔离并给予彻底治疗。慢性患者和带菌者不得从事上述行业的工作。

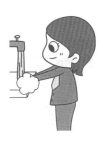

（2）切断传播途径。饭前便后及时洗手，养生良好的卫生习惯，尤其应注意饮食和饮水的卫生情况。

（3）保护易感人群。口服活菌苗可使人体获得免疫性，免疫期可维持6～12个月。

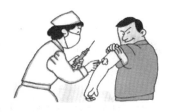

2. 治疗

（1）一般治疗。卧床休息、消化道隔离（隔离至临床症状消失，大便培养连续2次阴性）。给予

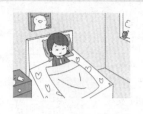

流质或半流质饮食,忌食生冷、油腻和刺激性食物。

（2）抗菌治疗。在专业医师的指导下用药。常用的有喹诺酮类（如诺氟沙星、培氟沙星、氧氟沙星、环丙沙星），复方磺胺甲噁唑,阿莫西林、头孢曲松、中药小檗碱等。

（3）对症治疗。保持水、电解质和酸碱平衡,有失水者,无论有无脱水表现,均应口服补液,严重脱水或有呕吐不能由口摄入时,采取静脉补液。痉挛性腹痛时给予阿托品或进行腹部热敷。发热者以物理降温为主,高热时可给予退热药。

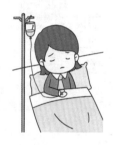

五、护理小贴士

（1）消化道隔离至症状消失,粪便培养2次阴性。

（2）卧床休息。

（3）饮食。对腹泻频繁伴呕吐者可暂禁食,给予静脉补液。能进食者给予易消化,少纤维素,清淡的流质半流质饮食,如面条稀饭等并少量多餐。避免辛辣、生冷、硬的食物,禁食香蕉、蜂蜜等

润肠通便的食物。嘱患者多饮水,每天至少
1 500 ml。

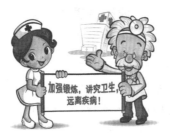

（4）高热者可物理降温,如酒精擦浴,温水擦
浴,头部冷敷等,对持续高热物理降温不明显者,
可遵医嘱适当给予药物降温。

（5）对排便频繁者便后用软纸轻轻擦拭肛
门,不可用力,以免损伤肛周皮肤,便后温水擦洗
肛周或坐浴,保持肛周皮肤清洁,勤换内裤。

（6）遵医嘱使用有效的抗菌药物;早期禁用
于止泻药,便于毒素的排除。

15

冰箱肠胃炎

一、疾病简介

冰箱肠胃炎是一种非正式医学名词,并不是一般意义上的胃部炎症,其发病原因一般是冷食一下子进入胃里,只有冷食跟 36～37℃ 的胃内环境相比,刺激性太大。这种过冷的刺激,可引起胃黏膜毛细血管迅速痉挛收缩,造成胃黏膜严重缺血,使胃酸和胃蛋白酶明显减少,降低了胃的杀菌能力和免疫力,导致胃功能失常。另外,由于夏季天气燥热,不少人习惯在冰箱中长期储存大量食物。食物在冰箱中保存时间过长,各类细菌尤其是大肠杆菌就会在湿冷的环境中滋生。加上不定期清洁冰箱,取出食物即食,细菌就会入侵胃肠从而引发"冰箱性肠胃炎"。

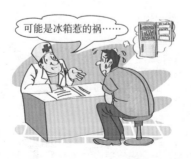

二、常见病因

冰箱是用来储存食物的,能推迟食物腐败的时间,可它并不能完全杜绝细菌的繁殖。事实上,肠道感染很多时候与冰箱有关。致病菌繁殖最适宜的温度是 37℃左右,冰箱低于这个温度,食物中的细菌并没有死,只是暂时被抑制住了,但仍有少量繁殖。放在冰箱里的西瓜,时间长了果肉会变软变透明,这就是细菌繁殖的佐证。而且,含水量越大的食物,越容易腐败,其中以肉汤为最。很多人盲目相信冰箱,食物放置时间过长,或者剩菜拿出来不加热就吃,很容易导致肠道感染。冰箱里常见的致病菌包括耶尔森氏菌、李斯特氏菌、金黄色葡萄球菌、大肠杆菌等。

冰箱致病菌危险等级

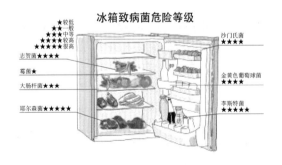

★ 较低
★★ 一般
★★★ 中等
★★★★ 较高
★★★★★ 很高

志贺菌 ★★★★
霉菌 ★
大肠杆菌 ★★★
耶尔森菌 ★★★★★

沙门氏菌 ★★★★
金黄色葡萄球菌 ★★★★
李斯特菌 ★★★★★

三、常见症状

临床上的表现为:腹部隐痛,畏寒、发热、浑身乏力,恶心呕吐,厌油、食欲缺乏和轻中度腹泻,严重者可致中毒性肠麻痹。

四、预防与治疗

1. 预防

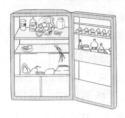

夏季电冰箱肠炎宜以预防为主，其具体措施如下。

（1）在冰箱中生熟食物宜分开。熟食应放入加盖的容器中存放，避免发生细菌交叉感染。

（2）存放于冰箱内的熟食必须烧透再食用。存放于冰箱内的熟食，再吃时一定要彻底烧透，以杀灭可能因污染而带入的致病菌，防止病从口入。

（3）食用生拌菜必须讲究卫生。夏季制作生拌菜，宜多加一些醋、生姜和芥末等佐料，它们也有较好的杀菌作用。

（4）冰箱内物品存放要科学。在冰箱内应留有适当空间，以利冷气穿透全部存品。

（5）冰箱要定期消毒。一方面，每 3～4 周一次用稀含氯石灰（漂白粉）水或 0.1% 高锰酸钾水擦拭；另一方面，定期清洗冰箱，包括各板层，特别是过滤网，此处常常是污垢和病

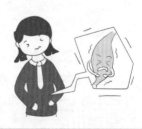

菌的积聚场所。

2. 治疗

治疗的目的是控制急性发作,缓解病情,减少复发,防治并发症。如果腹泻仅 3～4 次,先不要吃东西,把肚子空一下。由于腹泻会造成身体大量盐分和水的丢失,所以最好喝口服补液盐(一般药店有售)。如果家里没有补液盐,可以用 12 g 白糖(3 个牙膏盖容量)加上 2 g 盐(半牙膏盖容量),用 200～300 ml 的水冲着喝。

如果腹泻的患者有糖尿病等慢性疾病,或者肚子痛得非常明显,便里有脓血,就不要自疗,应该赶紧上医院了。

五、护理小贴士

(1)饮食选用质软,易消化,少纤维素又富含营养,有足够热量的食物,忌食牛乳和乳制品。

(2)合理休息与活动。在急性发作期或病情严重时均应卧床休息,缓解期可适当休息,注意劳逸结合。

(3)正确对待疾病,保持情绪稳定,树立战胜疾病的信心。

(4)坚持治疗,注意识别药物的不良反应,不要随意更换药物或停药。如用药期间出现乏力、头痛、发热、手脚发麻、排尿不畅等症状,应及时就诊,以免耽误病情。

16

空调病

一、疾病简介

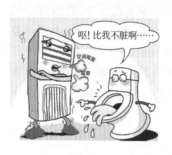

长时间在空调环境下工作学习的人,因空间相对密闭,空气不流通,致病微生物容易滋生,且室内外温差较大,机体适应不良,会出现鼻塞、头昏、打喷嚏、耳鸣、乏力、记忆力减退、四肢肌肉关节酸痛等症状,常有一些皮肤过敏的症状,如皮肤发紧发干、易过敏、皮肤变差等。这类现象在现代医学上称之为"空调综合征"或"空调病"。

二、常见病因

(1) 空调病其实就是由于空气干燥造成的疾病。长期在这种干燥的空气里,首先是我们的眼睛干涩、嘴唇干;其次由于穿衣较少,大部分皮肤裸露在这种干燥的空气里,即使不出汗,也会散失大量的水分;再就是呼吸时,吸入的是干燥的空气,呼出的几乎是饱和的湿气,这样散失的水分会更多,时间一长,鼻黏膜、气管黏膜就会变干,严重时会发生干裂,感冒等病毒就会乘虚而入,引发感冒、咳嗽。

(2)房间密闭性强、空气流动性差、风量小、长时间不开窗、阳光不足,致病微生物容易滋生。据有关专家统计,在有空调的密闭室内,5～6小时后,室内氧气下降13.2%,大肠杆菌升高1.2%,红色链霉菌升高1.11%,白喉菌升高0.5%,其他呼吸道有害细菌均有不同程度的增加。

(3)室内外温差较大,机体适应不良。人体的自主神经系统难以适应,会造成人体的生物节律及自主神经功能紊乱。

三、常见症状

空调病的主要症状因各人的适应能力不同而有差异。一般表现为畏冷不适、疲乏无力、四肢肌肉关节酸痛、头痛、腰痛,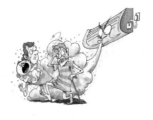严重的还可引起口眼歪斜,原因是耳部局部组织血管神经功能发生紊乱,使位于茎乳孔部的小动脉痉挛,引起面部神经原发性缺血,继之静脉充血、水肿,水肿又压迫面神经,患侧口角歪斜。

四、预防与治疗

1. 病因治疗

在空调频繁开放的季节,应该经常开窗换

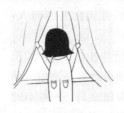

气，最好两小时换一次。吸烟者应自觉做到不在空调的室内吸烟。凡在空调室内装有复印机、打印机等设备，专门从事这类职业的人们，工作时应打开窗户或加装排风扇，以保证室内空气流通。在炎热的夏季，千万不要长时间待在开着空调的房间内，可利用早晚气温相对较低的时候进行一些户外活动。

2. 药物治疗

一旦罹患空调病，可服用藿香正气水或藿香祛暑胶囊治疗，还可以喝一些绿豆汤、西瓜翠衣汤进行食疗。

五、护理小贴士

（1）加强户外体育锻炼，增强身体免疫力。在空调房里不宜久坐，应该隔1～2小时，就起来走动，动动胳膊，动动脖子，能有利于身体血液的循环，同时也可以不断地搓手搓脚，先对搓手背50次，再对搓手掌50次，每天早晚各搓一次，可以促进大脑与全身的兴奋枢纽。如果居家，可以先用左手搓右足底50次，再用右手搓左足底50次，这样可以促进血液循环，激化和增强内分泌系

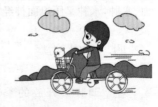

统功能,加强人体的免疫和抗病的能力。同时要在气温较低的时候比如傍晚或者晚上,多到户外走动或者加强体育锻炼,增强身体免疫力。

(2)注意保湿,多喝温水多吃蔬菜水果。在空调房里,每天更换一盆清水或者是添置加湿器,对于

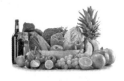

容易长痘痘的皮肤肤质,最好是每天都注意脸部的清洁和保湿,同时辅助一些乳液或者是面霜。同时要多喝温水,多吃蔬菜水果,能增加维生素的摄入,保证身体的免疫力。

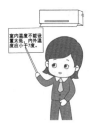

(3)注意室内温度,不能设置太低,最好是设定在 26℃ 左右。从室外回来的时候别急着打开空调,让身体功能有所平稳后再打开空调,空调温度最好设置在 26℃ 左右。

室内温度不能设置太低,内外温度应小于7度。

(4)定时更换空调的过滤网和清洗空调换气部位。空气的不流通,有些细菌就会残留在空调的过滤网上,这些细菌通过风流的转换就会在封闭的空间里留存,这样容易导致皮肤疾病或者是一些病毒型的症状:流鼻涕、打喷嚏、皮肤过敏等。

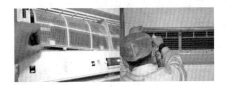

17

热感冒

一、疾病简介

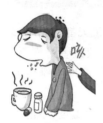

人们在夏季感冒俗称"热感冒"。许多人认为,天气较热不用打针吃药感冒慢慢就会好的。这种错误的认识往往由于重视不够,导致感冒恶化,使小感冒引起并发症。

二、常见病因

引起夏季感冒的原因主要有以下几种:一是由于夏季气候炎热,人体出汗较多,汗腺分泌会消耗很多能量。二是夏天昼长夜短,闷热的天气常容易影响人们正常的睡眠和休息,导致睡眠不足,感觉浑身乏力。三是夏天,许多人食欲缺乏,主要以清淡食物为主,影响了蛋白质的摄取。四是由于天气热,人们不愿到户外运动,使人体的抵抗力下降。五是很多人贪图凉快,喜欢吹空调、洗冷水澡等行为,也很容易使人在夏天感冒。

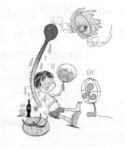

三、常见症状

"热感冒"症状主要表现为：发热、头昏或头痛、咽痛、咳嗽、痰黏或黄、鼻塞黄涕、口干舌燥、四肢无力、食欲缺乏等。

四、预防与治疗

（1）室内外温差。科学使用空调，不要贪一时舒服而忽视了自身的健康，越是热天，越应该加强耐热锻炼，减少在空调房间里的时间，经常在空调

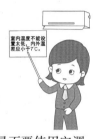

环境下上班的市民，回到家后尽量不要使用空调。

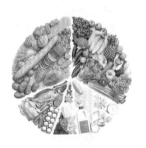

（2）注意饮食。合理搭配饮食，少吃油炸、盐制食品，戒烟限酒，特别是在炎热的夏季，可以预防感冒。

（3）劳逸结合。生命在于运动，如果整天

待在家中陪着电视机度日，或者过分繁忙，长时间持续工作，过度疲劳等都会造成人体的免疫功能减低，导致感冒的发生。预防感冒的最好方法是工作和休息相结合，

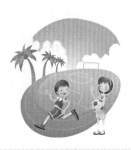

回归大自然,通过经常的户外活动增强对感冒病毒的抵抗力。

（4）养成卫生习惯。通过手的触摸最容易感染病毒,据报道,健康的人同感冒的患者共同生活 3 天,由于他们有良好的卫生习惯,结果没有感染上感冒。因为感冒患者喷出来的飞沫中,仅有 8％是带有感冒病毒的。感冒病毒普遍存在于患者鼻腔的鼻分泌物中,鼻腔的温度和湿度适合病毒的生长繁殖,并且都是从里向外地传播。感冒病毒能在手帕上存活 1 小时,在手上存活 10 小时,患者手感染上病毒,再通过把病毒带到所接触的地方——手帕、毛巾、门把手、电话机、桌椅等,健康的人接触到这些地方,再接触到自己的眼睛、鼻子就会感染上感冒。预防感冒非常有效的方法是不同感冒的患者握手,勤洗手、勤换手帕,改掉用手摸鼻、眼的习惯。

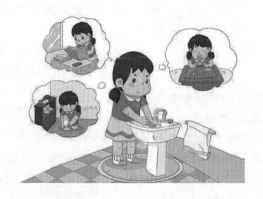

18

日光性皮炎

一、疾病简介

日照性皮炎即日光性皮炎，又称日晒伤或晒斑，为正常皮肤经暴晒后产生的一种急性炎症反 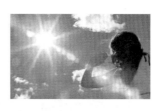 应，表现为红斑、水肿、水疱和色素沉着、脱屑。本病春末夏初多见，好发于儿童、妇女、滑雪者及水面工作者，其反应的强度与光线强弱、照射时间、个体肤色、体质、种族等有关。

二、常见病因

本病的作用光谱主要是中波紫外线（UVB），正常皮肤经紫外线辐射使真皮内多种细胞释放组胺、5-羟色胺、激肽等炎症介质，使真皮内血管扩张、渗透性增加。

三、常见症状

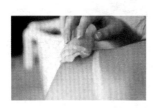

春夏季节日晒数小时至十余小时后，在曝光部位出现境界清楚的红斑，鲜

红色,严重者可出现水疱、糜烂;随后红斑颜色见变暗、脱屑,留有色素沉着或减退。自觉烧灼感或刺痛感,常影响睡眠。轻者2~3天内痊愈,严重者1周左右才能恢复。

四、预防与治疗

1. 预防

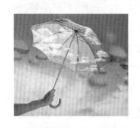

经常参加室外锻炼,增强皮肤对日晒的耐受能力;在上午10时到下午2时日光照射最强时尽量避免户外活动或减少活动时间;避免日光曝晒,外出时注意防护,如撑伞、戴宽边帽、穿长袖衣服;若在户外,建议常规应用日光保护因子(SPF)15以上的遮光剂,有严重光敏者需用SPF30以上的高效遮光剂。

2. 治疗

(1)系统治疗。轻者用抗组胺药,重者或疗效欠佳者口服小剂量糖皮质激素、阿司匹林或吲哚美辛。

(2)局部治疗。轻者局部外用炉甘石洗剂,稍重者行冷敷、糖皮质激素霜或2.5%吲哚美辛溶液。

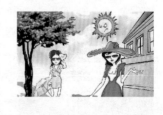

五、护理小贴士

1. 参加户外锻炼

经常参加户外锻炼,使皮肤产生黑色素,以增强皮肤对日光的耐受程度。但对日光敏感性较强的患者,应尽量避免日光曝晒。外出时做好防护如打伞、戴草帽、手套等。还可在曝晒前 15 分钟搽防晒霜在暴露部位的皮肤上。

夏季 6～8 月份的 10～14 时是日光中紫外线照射最为强烈的时间,WB 是引发日光性皮炎的罪魁祸首,此时应尽量避免外出。必须外出时,应穿长袖长裤(以浅色为佳),戴草帽或打遮阳伞,效果颇佳。

2. 加强皮肤营养

平时多食新鲜果蔬,适量吃点脂肪,以保证皮肤的足够弹性,增强皮肤的抗皱活力,维生素 C 和维生素 B_{12} 能阻止和减弱对紫外光的敏感,并促进黑色素的消退,且可恢复皮肤的弹性,故夏季应多食富含多种维生素的食品。

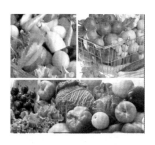

3. 药物防治

可口服烟酰胺、β-胡萝卜素、B 族维生素等。局部皮损的处理,选项用口服或外用药物时,一定要在医师指导下进行。

4. 适当皮肤按摩

按摩可促进皮肤组织的新陈代谢功能，并可增强皮肤对黑色素沉着的抵抗能力，使皮肤充满青春活力。

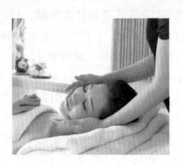

‖ 19 ‖

便秘

一、疾病简介

便秘（constipation）是指排便次数减少，同时排便困难、粪便干结。正常人每天排便1~2次或2~3天排便1次，便秘患者每周排便少于2次，并且排便费力，粪质硬结、量少。

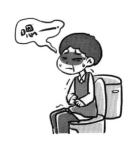

二、常见病因

（1）由于进食过少，或食物过于精细，缺乏纤维素，使结肠得不到一定量的刺激，蠕动减弱而引起便秘。

（2）因为工作、生活和精神因素等情况不能及时排便，积粪过久而产生便秘。

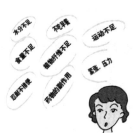

（3）因精神抑郁或过分激动，不良的生活习惯，睡眠不足，使结肠蠕动失常或痉挛而引起便秘。

（4）经常服用泻药或洗肠等，使直肠反应迟钝失去敏感性而造成便秘。长期使用泻药，可使胃肠道对泻药产生依赖性，除了为解一时之急，最好还是少用或不用泻药。

三、常见症状

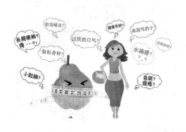

便秘的主要表现是排便次数减少和排便困难，许多患者的排便次数每周少于 2 次，严重者长达 2～4 周才排便一次。有的患者可突出地表现为排便困难，排便时间可长达 30 分钟以上，或每日排便多次，但排出困难，粪便硬结如羊粪状，且数量很少。

四、预防与治疗

1. 预防

（1）饮食中必须有适量的纤维素，多食富含植物纤维的食品，粮食如麦麸、糙米、玉米面、大豆等，水果如香蕉、苹果等，蔬菜如芹菜、韭菜、豆芽菜、茄子等。

（2）每天要吃一定量的蔬菜与水果，早晚空腹吃苹果 1 个，或每餐前吃香蕉 1～3 个。

（3）主食不要过于精细，要适当吃些粗粮。

（4）晨起空腹饮一杯淡盐水或蜂蜜水,配合腹部按摩或转腰,让水在肠胃振动,加强通便作用。全天

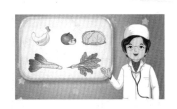

都应多饮凉开水以助润肠通便。

（5）进行适当的体力活动,加强体育锻炼,比如仰卧屈腿,深蹲起立,骑自行车等都能加强腹部的运动,促进胃肠蠕动,有助于促进排便。

（6）每晚睡前,按摩腹部,养成定时排便的习惯。

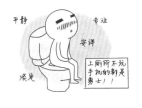

（7）保持心情舒畅,生活要有规律。

（8）通过自我训练,养成良好的排便习惯。每日早餐后 5～10 分钟定时入厕,即使有时排不出,也要养成定时习惯,每日坚持 30 分钟。坚持自我训练 3 个月,直至完全形成定时排便习惯为止。

（9）多用产气食品:如生葱、洋葱、生黄瓜、生萝卜等,利用它们在肠道内的发酵作用,产生鼓肠,以增加肠蠕动,利于排便。

2. 治疗

1）坚持参加锻炼

鼓励参加力所能及的运动,如散步、走路或

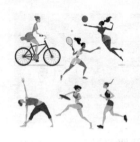

每日双手按摩腹部肌肉数次,以增强胃肠蠕动能力。对长期卧床患者应勤翻身,并进行环形按摩腹部或热敷。

2) 培养良好的排便习惯

建立正常的排便行为。可练习每晨排便一次,即使无便意,亦可稍等,以形成条件反射。同时,要营造安静、舒适的环境及选择坐式便器。

3) 合理饮食

应多吃含粗纤维的粮食和蔬菜、瓜果、豆类食物,多饮水,每日至少饮水 1 500 ml,尤其是每日晨起或饭前饮一杯温开水,可有效预防便秘。此外,应食用一些具有润肠通便作用的食物,如黑芝麻、蜂蜜、香蕉等。

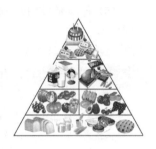

五、护理小贴士

便秘六字诀

"水"——用当天烧沸后自然冷却的温开水,每天至少要喝 8~10 杯,或决明子茶、绿茶,并坚持每晚睡前、夜半醒时和晨起后各饮一杯白开水。既起到了"内洗涤""稀血液"的作用,又刺激了胃肠道,利于软化粪便通大便。

"软"——人到中年以后,胃肠道功能随之降低,需饮食熟软的食物,这样有利于脾胃消化吸收及肠道排泄。

"粗"——常吃富含膳食纤维的食物,如全谷(粗粮)食品、薯类、青菜、白萝卜、芹菜、丝瓜、菠菜、海带、西红柿、苹果、香蕉、梨等,每天可适当选择其中几种食物搭配食用,以刺激肠道蠕动,加快粪便排出。

"排"——定时(早晨)排便,不拖延时间,使肠中常清。大便后用温水清洗肛门及会阴部,以保持清洁。

"动"——适度运动,每天早晚慢跑、散步,促进胃肠道蠕动。另外,早晚各做一次腹式呼吸,时间为 15 分钟,使小腹、腰背部有发热感觉。随着腹肌的起伏运动,胃和肠的活动量增大,消化功能也得到了增强,对糟粕的排斥更加彻底。

"揉"——每天早晚及午睡后以两手相叠揉腹,以肚脐为中心,顺时针揉 100 次。可促进腹腔血液循环,助消化、通肠胃,从而促使大便顺畅排泄。

便秘虽然看似是小病,可是如果不及时治疗,也会带来不良的后果,大家一定要引起高度的重视。

20

失眠

一、疾病简介

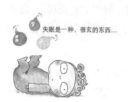

失眠是一种，很玄的东西……

失眠是指患者对睡眠时间和（或）质量不满足并影响日间社会功能的一种主观体验。失眠是指无法入睡或无法保持睡眠状态，导致睡眠不足。又称入睡和维持睡眠障碍，为各种原因引起入睡困难、睡眠深度或频度过短、早醒及睡眠时间不足或质量差等，是一种常见病。

二、常见病因

失眠按病因可划分为原发性和继发性两类。

1. 原发性失眠

通常缺少明确病因，或在排除可能引起失眠的病因后仍遗留失眠症状，主要包括心理生理性失眠、特发性失眠和主观性失眠3种类型。原发性失眠的诊断缺乏特异性指标，主要是一种排除性诊断。当可能引起失眠的病因被排除

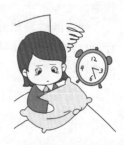

或治愈以后,仍遗留失眠症状时即可考虑为原发性失眠。心理生理性失眠在临床上发现其病因都可以溯源为某一个或长期事件对患者大脑边缘系统功能稳定性的影响,边缘系统功能的稳定性失衡最终导致了大脑睡眠功能的紊乱,失眠发生。

2. 继发性失眠

包括由于躯体疾病、精神障碍、药物滥用等引起的失眠,以及与睡眠呼吸紊乱、睡眠运动障碍等相关的失眠。失眠常与其他疾病同时发生,有时很难确定这些疾病与失眠之间的因果关系,故近年来提出共病性失眠(comorbidinsomnia)的概念,用以描述那些同时伴随其他疾病的失眠。

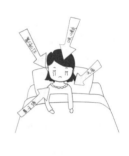

三、常见症状

(1) 睡眠质量差。许多患者虽然能够入睡,可感到睡眠不能解乏,醒后仍有疲劳感。

(2) 睡眠感觉障碍。缺乏睡眠的真实感,许多患者虽然能酣然入睡,但醒后坚信自己没睡着,而同房间的人或配偶却说他一直在打呼噜。

(3) 睡眠浅容易做梦。患者自感睡不实,一夜都是似睡非睡的,一闭眼就是梦,一有动静就醒,有的早醒,不管几时入睡,早上3点钟准时醒来，醒后再入睡更难，只好瞪眼到天亮，失眠患者都知道，在睡不着觉的时候是最痛苦的。还有的患者经常做噩梦，从恐怖惊险的梦境中惊醒，出一身冷汗，紧张心悸，面色苍白，再也不敢入睡了。这也是失眠的表现。

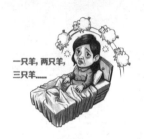

一只羊，两只羊，三只羊……

（4）入睡困难。辗转难眠，入睡时间比以往推迟 1～3 个小时，睡眠时间明显减少。有的患者是白天发困，昏昏欲睡，无精打采，夜间却兴奋不眠。学习、开会、上课打盹，看电视靠在沙发上就睡着，可往床上一躺就又精神了，说什么也睡不着。

四、预防与治疗

（1）早上在晨光中散步，会缩短睡眠周期，使你晚上上床之后容易入睡。因为阳光的照射会使大脑里的松果体早一些分泌褪黑素，强烈的人造光也有同样的效果。相反，如果发觉你晚上入睡太早，不妨在下午或傍晚多接受些阳光照射。这会延长你的睡眠周期，推迟入睡时间。

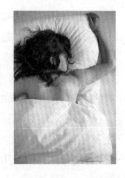

（2）锻炼能缩短你的睡眠周期。如果你是一个夜间型的人，你的思维通常

在午夜以后变得活跃。然而，当骑了一整天的自行车后，你的睡眠周期会缩短，夜间早点上床睡觉，一定睡得更香，第二天起得也很早。

（3）在夜晚适当升高体温，会有利于睡眠。进行至少 15 分钟的桑拿浴或热水浴，都可以达到这种效果。

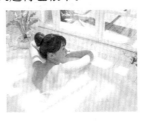

（4）白天睡觉不宜超过 1 个小时，也不宜在下午 4 点以后睡觉，否则到了晚上就没有困倦感。

（5）含有咖啡因的各种食品和饮料，如巧克力、咖啡、茶等，最好避免在晚饭后食用，因为咖啡因会兴奋大脑而引起失眠。

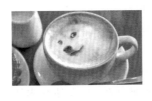

（6）晚上少喝水，饮水过多会使整个夜晚上厕所次数增多，从而影响睡眠。

（7）在上床 1 小时之前，停止强脑力活动，可看一些简易读本或喜剧电视片，使大脑轻松一下。你也可以考虑处理一些琐碎的家庭杂务等，然后洗漱上床。

（8）安装一个隔音的窗户，挂上厚厚的窗帘，保证卧室是完全隔音的。如果早上的阳光能进入你的

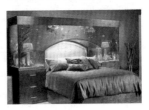

卧室，睡觉时可考虑戴上眼罩。

（9）除非有要紧的事，晚上最好关掉电话，早上再打开，以免在午夜或清晨被意外电话声干扰。

五、护理小贴士

睡觉时常见的不良姿势。

（1）枕头过高。从生理角度上讲，枕头以 8～12 cm 为宜。太低，容易造成"落枕"，或因流入头脑的血液过多，造成次日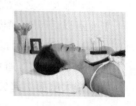头脑发胀、眼皮水肿；过高，会影响呼吸道畅通，易打呼噜，而且长期高枕，易导致颈部不适或驼背。

（2）枕着手睡。睡时两手枕于头下，除影响血液循环、引起上肢麻木酸痛外，还易使腹内压力升高，久而久之还会产生"反流性食道炎"。所以，睡时不宜以两手为枕。

（3）被子蒙头。以被蒙面易引起呼吸困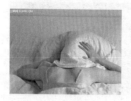难；同时，吸入自己呼出的二氧化碳，对身体健康极为不利。婴幼儿更不宜如此，否则有窒息的危险。

（4）张口呼吸。闭口夜卧是保养元气的最好办法，而张口呼吸不但会吸进灰尘，而且极易使气管、肺及肋部受到冷空气的刺激。最好用鼻子呼吸，鼻毛能阻挡部分灰尘，鼻腔能对吸入的冷空气进行加温，有益健康。

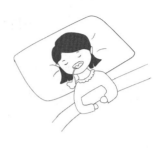

21

颈椎病

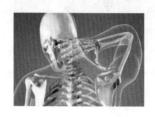

一、疾病简介

颈椎病又称颈椎综合征，可发生于中老年人，也可发生于青年人，是由于人体颈椎间盘逐渐地发生退行性变、颈椎骨质增生或颈椎正常生理曲线改变后刺激或压迫颈神经根、颈部脊髓、椎动脉、颈部交感神经而引起的一组综合症状。

二、常见病因

长期从事伏案写字、写作、卧床看书、半躺看电视、长时间开车、上网、玩游戏等中老年人，由于长期低头工作，使颈椎长时间处于屈曲位或某些特定体位，不仅使颈椎间盘内的压力增高，而且也使颈部肌肉长期处于非协调受力状态，颈后部肌肉和韧带易受牵拉劳损，椎体前缘相互磨损、增生，再加上扭转、侧屈过度，

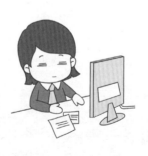

更进一步导致损伤,易于发生颈椎病。

意外受伤。突然被迫地低头或后仰,并超出了颈部正常受伤、退化使颈椎间隙变窄,颈椎不稳定。在健身房里的一些训练动作,如果姿势不正确也很容易导致颈椎受伤,引发颈椎病,

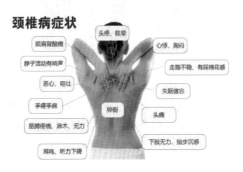

颈椎病症状

- 头疼、眩晕
- 颈肩背酸痛
- 脖子活动有响声
- 恶心、呕吐
- 手疼手麻
- 胳膊疼痛、麻木、无力
- 耳鸣、听力下降
- 心悸、胸闷
- 走路不稳、有踩棉花感
- 失眠健忘
- 猝倒
- 头痛
- 下肢无力、抬步沉感

三、常见症状

颈椎病的临床症状较为复杂。主要有颈背疼痛、上肢无力、手指发麻、下肢乏力、行走困难、头晕、恶心、呕吐,甚至视物模糊、心动过速及吞咽困难等。

四、预防与治疗

1. 预防

(1)坐姿正确。要预防颈椎病的发生,最重要的是坐姿要正确,使颈肩部放松,保持最舒适自然的姿势。

正确坐姿

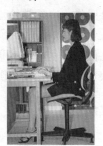

· 端坐正位

· 双肩后展

· 脊柱正直

· 两足着地

· 桌椅高度

· 目光平视

· 双肩放松

（2）活动颈部：应在工作 1～2 小时左右，有目的地让头颈部向前后左右转动数次，转动时应轻柔、缓慢，以达到各个方向的最大运动范围为准，使得颈椎关节疲劳得到缓解。

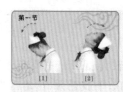 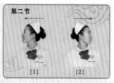

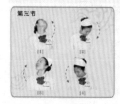 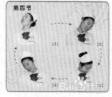

（3）抬头远望。当长时间近距离看物，尤其是处于低头状态者，既影响颈椎，又易引起视力疲劳，甚至诱发屈光不正。因此，每当伏案过久后，应抬头向远方眺望半分钟左右。这样既可消除疲劳感,又有利于颈椎的保健。

(4)睡眠方式。睡觉时不可俯着睡,枕头不可以过高、过硬或过低。枕头:中央应略凹进,颈部应充分接触枕头并保持略后仰,不要悬空。习惯侧卧位者,应使枕头与肩同高。睡觉时,不要躺着看书。不要对着头颈部吹冷风。

睡眠方式

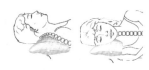

· 合适枕头
· 不高不低
· 不软不硬
· 颈部垫实
· 略微后仰
· 不要悬空
· 侧卧睡眠
· 枕肩同高
· 看书莫躺

(5)避免损伤。避免和减少急性颈椎损伤,如避免猛抬重物、紧急刹车、扳颈、跌倒等。

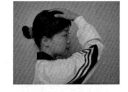

(6)穴位按摩。

① 按摩百会:

用中指或食指按于头顶最高处正中的百会穴,用力由轻到重按揉20～30次。

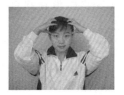

功效:健脑宁神,益气固脱。

② 对按头部:

双手拇指分别放在额

部两侧的太阳穴处,其余四指分开,放在两侧头部,双手同时用力做对按揉动 20～30 次。

功效:清脑明目,振奋精神。

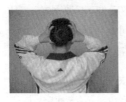

③ 按揉风池:

用两手拇指分别按在同侧风池穴(颈后两侧凹陷处),其余手指附在头的两侧,由轻到重地按揉 20～30 次。

功效:疏风散寒,开窍镇痛。

④ 拿捏颈肌:

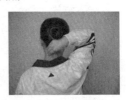

将左(右)手上举置于颈后,拇指放置于同侧颈外侧,其余四指放在颈肌对侧,双手用力对合,将颈肌向上提起后放松,沿风池穴向下拿捏至大椎穴 20～30 次。

功效:解痉止痛,调和气血。

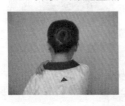

⑤ 按压肩井:

以左(右)手中指指腹按于对侧肩井穴(在大椎与肩峰连线中点,肩部筋肉处),然后由轻到重按压 10～20 次,两侧交替进行。

功效:通经活络,散寒定痛。

⑥ 按摩大椎:

用左(右)手四指并拢放于上背部,用力反复按摩大椎穴（位于后颈部颈椎中最大椎体下方的空隙处）各 20～30 次，至局部发热为佳，两侧交替进行。

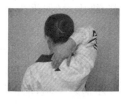

功效：疏风散寒，活血通络。

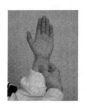

⑦ 对按内、外关：

用左（右）手拇指尖放在右（左）手内头穴（掌横纹以上 2 寸，两肌腱之间），中指放在对侧的外关穴（内关穴对面），同时对合用力按揉 0.5～1 分钟，双手交替进行。

功效：宁心通络，宽胸行气。

⑧ 掐揉合谷：

将左（右）手拇指指尖放在另一手的合谷穴（即虎口处），拇指用力掐揉 10～20 次，双手交替进行。

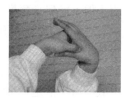

功效：疏风解表，开窍醒神。

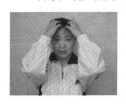

⑨ 梳摩头顶：

双手五指微曲分别放在头顶两侧，稍加压力从前发际沿头顶至脑后做"梳头"状动作 20～30 次。

功效：提神醒目，清脑镇痛。

2. 治疗

(1) 药物治疗。可选择性应用止痛剂、镇静剂、维生素（如维生素 B_1、维生素 B_{12}），对症状的缓解有一定的效果。

（2）运动疗法。各型颈椎病症状基本缓解或呈慢性状态时，可开始医疗体操以促进症状的进一步消除及巩固疗效。症状急性发作期宜局部休息，不宜增加运动刺激。有较明显或进行性脊髓受压症状时禁忌运动，特别是颈椎后仰运动应禁忌。椎动脉型颈椎病时颈部旋转运动宜轻柔缓慢，幅度要适当控制。

（3）牵引疗法。"牵引"在过去是治疗颈椎病的首选方法之一，但近年来发现，许多颈椎病患者在使用"牵引"之后，特别是那种长时间使用"牵引"的患者，颈椎病不但没有减轻，反而加重。牵引不但不能促进颈椎生理曲度的恢复，相反牵引拉直了颈椎，反而弱化颈椎生理曲度，故颈椎病应慎用牵引疗法。

（4）手法按摩推拿疗法。目前是颈椎病较为有效的治疗措施，它的治疗作用是能缓解颈肩肌群的紧张及痉挛，恢复颈椎活动，松解神经根及软组织粘连来缓解症状，脊髓型颈椎病一般禁止重力按摩和复位，否则极易加重症状，甚至可导致截瘫，即使早期症状不明显，一般也推荐手术治疗。

（5）理疗。在颈椎病的治疗中，理疗可起到多种作用。一般认为，急性期可行离子透入、超声波，紫外线或间动电流等；疼痛减轻后用超声波、碘离子透入，感应电或其他热疗。

（6）温热敷。此种治疗可改善血循环，缓解肌肉痉挛,消除肿胀以减轻症状,有助于手法治疗后使患椎稳定。本法可用热毛巾和热水袋局部外敷,急性期患者疼痛症状较重时不宜作温热敷治疗。

五、护理小贴士

1. "米"字操

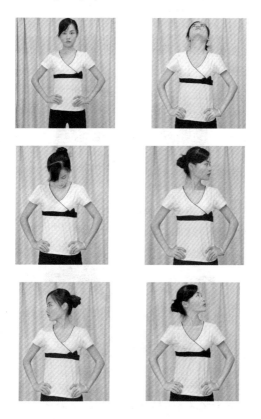

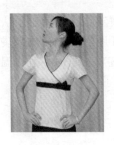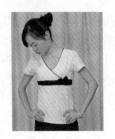

2. 颈椎保健操

① 左顾右盼

头先向左后,再向右移动,幅度宜大,以自觉酸胀为好,30 次。

② 前后点头

头先前再后,前俯时颈项尽量前伸拉长,30 次。

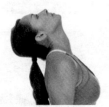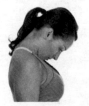

③ 头手相抗

双手交叉紧贴后颈部,用力顶头颈部,头颈

则向后用力，相互抵抗 5 次。

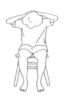

④ 毛巾抵抗

用毛巾紧贴后颈部，双手拉，头颈则向后用力相抵抗 5 次。

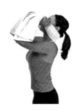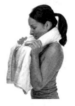

日常体育锻炼
秘诀

多增加户外体育活动，如放风筝、打羽毛球、篮球、跑步、踢毽子等，夜晚数星星也很有效哦！

肩周炎

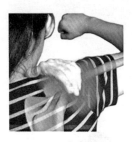

一、疾病简介

肩周炎又称肩关节周围炎，俗称凝肩、五十肩。肩周炎是以肩关节疼痛和活动不便为主要症状的常见病症，是肩关节囊及其周围韧带、肌腱和滑囊的慢性特异性炎症。

本病的好发年龄在 50 岁左右，女性发病率略高于男性，多见于体力劳动者。如得不到有效的治疗，有可能严重影响肩关节的功能活动。肩关节可有广泛压痛，并向颈部及肘部放射，还可出现不同程度的三角肌萎缩。

二、常见病因

1. 肩部原因

（1）本病大多发生在 40 岁以上中老年人，软组织退行病变，对各种外力的承受能力减弱。

（2）长期过度活动，姿势不良等所产生的慢性致伤力。

（3）上肢外伤后肩部固定过久，肩周组织继发萎缩、粘连。

（4）肩部急性挫伤、牵拉伤后因治疗不当等。

2. 肩外因素

颈椎病，心、肺、胆道疾病发生的肩部牵涉痛，因原发病长期不愈使肩部肌肉持续性痉挛、缺血而形成炎性病灶，转变为真正的肩周炎。

三、常见症状

（1）肩部疼痛。起初肩部呈阵发性疼痛，多数为慢性发作，以后疼痛逐渐加剧或钝痛，或呈刀割样疼痛，且呈持续性，气候变化或劳累后常使疼痛加重，疼痛可向颈项及上肢（特别是肘部）扩散，当肩部偶然受到碰撞或牵拉时，常可引起撕裂样剧痛，肩痛昼轻夜重为本病一大特点，若因受

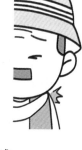

寒而致痛者，则对气候变化特别敏感。

（2）肩关节活动受限。肩关节向各方向活动均可受限，以外展、上举、内旋外旋更为明显，随着病情进展，由于长期失用引起关节囊及肩周软组织的粘连，肌力逐渐下降，加上喙肱韧带固定于缩短的内旋位等因素，使肩关节各方向的主动和被动活动均受限，特别是梳头、穿衣、洗脸、叉腰等动作均难以完成，严重时肘关节功能也可受影响，屈肘时手不能摸到同侧肩部，尤其是手臂后伸时不能完成屈肘动作。

（3）怕冷。患者肩怕冷，不少患者终年用棉

我生病了吗？
我肩膀很疼，睡觉都疼！
我肩膀动一下就疼！
我不能洗脸、梳头、穿衣服……

肩周炎！！！

垫包肩，即使在暑天，肩部也不敢吹风。

（4）压痛。多数患者在肩关节周围可触到明显的压痛点，压痛点多在肱二头肌长头肌腱沟处、肩峰下滑囊、喙突、冈上肌附着点等处。

（5）肌肉痉挛与萎缩。三角肌、冈上肌等肩周围肌肉早期可出现痉挛，晚期可发生失用性肌萎缩，出现肩峰突起，上举不便，后伸不能等典型症状，此时疼痛症状反而减轻。

四、预防与治疗

1. 预防

常用的功能锻炼方法。

（1）背墙外旋（屈肘甩手）——患者背部靠墙站立，或仰卧在床上，上臂贴身、屈肘，以肘点作为支点，进行外旋活动。

（2）面壁爬墙——患者面对墙壁站立，用患侧手指沿墙缓缓向上爬动，使上肢尽量高举，到最大限度，在墙上作一记号，然后再徐徐向下回原处，反复进行，逐渐增加高度。

（3）体后拉手——患者自然站立，在患侧上肢内旋并向后伸的姿势下,健侧手拉患侧手或腕部,逐步拉向健侧并向上牵拉。

（4）越头摸耳——患者屈肘,手指从患侧耳朵向上,越过头顶去摸健侧耳朵,或从前额经头顶摸脑后部,反复进行。

（5）展臂站立——患者上肢自然下垂,双臂伸直,手心向下缓缓外展,向上用力抬起,到最大限度后停10分钟,然后回原处,反复进行。

（6）后伸摸棘——患者自然站立,在患侧上肢内旋并向后伸的姿势下,屈肘、屈腕,中指指腹触摸脊柱棘突,由下逐渐向上至最大限度后呆住不动,2分钟后再缓缓向下回原处,反复进行,逐渐增加高度,也可做越头摸耳的动作。

（7）梳头擦汗——患者站立或仰卧均可,患侧肘屈曲,前臂向前向上并旋前(掌心向上),尽量用肘部擦额部,即擦汗动作,或做梳头动作。

（8）枕手展肘——头枕双手患者仰卧位,两手十指交叉,掌心向上,放在头后部(枕部),先使两肘尽量内收,然后再尽量外展。

（9）弯腰转肩——患者站立,患肢自然下垂,肘部伸直,患臂由前向上向后划圈,幅度由小到大,反复数遍。

（10）搁手压肩——将患侧手搁在与肩关节等高的物体上,用健侧手按压患肩部,一按一松,反复进行。

2. **治疗**

目前,对肩周炎主要是保守治疗。口服消炎

镇痛药,物理治疗,痛点局部封闭,按摩推拿、自我按摩等综合疗法。同时进行关节功能练习,包括主动与被动外展、旋转、伸屈及环转运动。当肩痛明显减轻而关节仍然僵硬时,可在全麻下手法松解,以恢复关节活动范围。

五、护理小贴士

自我按摩的步骤及方法。

(1)用健侧的拇指或手掌自上而下按揉患侧肩关节的前部及外侧,时间 1～2 分钟,在局部痛点处可以用拇指点按片刻。

(2)用健侧手的第 2～4 指的指腹按揉肩关节后部的各个部位,时间 1～2 分钟,按揉过程中发现有局部痛点亦可用手指点按片刻。

(3)用健侧拇指及其余手指的联合动作揉捏患侧上肢的上臂肌肉,由下至上揉捏至肩部,时间 1～2 分钟。

(4)还可在患肩外展等功能位置的情况下,用上述方法进行按摩,一边按摩一边进行肩关节各方向的活动。

(5)最后用手掌自上而下地掌揉 1～2 分钟,对于肩后部按摩不到的部位,可用拍打法进行治疗。

自我按摩可每日进行 1 次,坚持 1～2 个月,会收到较好的效果。

23

胃炎

一、疾病简介

胃炎是多种不同病因引起的胃黏膜急性和慢性炎症,常伴有上皮损伤、黏膜炎症反应和上皮再生。胃炎是最常见的消化系统疾病之一。按临床发病的缓急和病程长短,一般将胃炎分为急性胃炎和慢性胃炎。

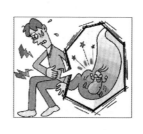

二、常见病因

(1)物理因素。辛辣刺激及粗糙性食物对胃黏膜造成的机械性损伤。

(2)化学因素。药物(非甾体类抗炎药,糖皮质激素,铁剂,氯化钾,抗肿瘤药物等);胆汁(胆盐,磷脂酶 A);胰酶等破坏胃黏膜。

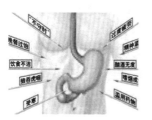

(3)应急因素。严重创伤,大手术,大面积烧伤,颅内病变,败血症,甚至精神心

理因素等。

（4）其他因素。暴饮暴食，过度疲劳，受凉，血管闭塞等引起黏膜屏障破坏。

三、常见症状

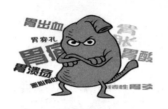

进食后数小时至 24 小时内发病，不同原因所致者临床表现不一样。一般表现为上腹部不适、腹痛、腹胀、恶心呕吐，急性胃黏膜病变及应急性溃疡时刻伴有呕血、黑便，占上消化道出血病因的 $10\% \sim 25\%$。轻者无症状，少数有上腹痛、饱胀、食欲缺乏等消化不良表现。

四、预防与治疗

1. 预防

（1）细嚼慢咽。很多人习惯了吃饭时大快朵颐，总是慢不下来，认为自己吃饭很有效率，实际上这种做法是不对的。吃饭时必须细嚼慢咽，可以减少粗糙食物对胃黏膜的刺激。

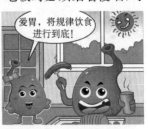

（2）节律性饮食。很多打工一族吃饭很没有规律，随心所欲，想什么

时候吃就什么吃,吃饭完全无规律,这样也有可能会患上胃炎,因为当你感觉到饿的时候你没吃,等真正吃的时候又吃不了多少。还有就是切忌暴饮暴食。

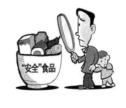

(3)注意饮食卫生。吃饭的时候要注意饮食的卫生,外出吃饭时尽量选择规模比较大的餐馆,路边摆摊的要少吃,因为或多或少不是很卫生。最好可以自己动手做,可以避免外界微生物对胃黏膜的侵害。

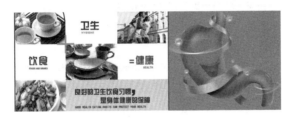

(4)选择清淡的食物。吃饭时可以尽量选择精细且容易消化的食物,不要经常吃很辣或很油腻的食物,可以适当换换口味,来点清淡点的食物,多吃蔬菜,少喝酒和浓茶。清淡饮食既容易消化吸收,又利于胃病的康复。

2. 治疗

1)一般治疗

戒烟忌酒,避免使用损害胃黏膜的药物如阿司匹林、吲哚美辛、红霉素等,饮食宜规律,避免过热、过咸和辛辣食物,积极治疗慢性口、鼻、咽部感染病灶。

2）药物治疗

（1）保护胃黏膜药。常用的药物有胶体次枸橼酸铋（CBS）、硫糖铝、麦滋林-S、氢氧化铝凝胶、胃膜素等。

（2）调整胃肠运动功能药物。上腹饱胀用多潘立酮等。打嗝、腹胀或有反流现象为主者，可用胃动力药。

（3）抗生素。如果胃镜检查发现幽门螺杆菌（Hp）阳性，应服用抗生素，克拉霉素、羟氨苄青霉素等，都有清除 Hp 的作用，一般可选用两种，常与胃黏膜保护剂和抑酸剂联合应用。

（4）抑酸剂。常用的药物有碳酸氢钠、氢氧化镁、氢氧化铝凝胶等。

（5）止痛药。上腹疼痛较重者可在医生指导下服用止痛药如颠茄片或山莨菪碱（654-2），以减少胃酸分泌和缓解腹痛症状。

（6）其他对症治疗药。可用助消化药，如胰酶、酵母片、乳酶生片、二甲硅油片等。

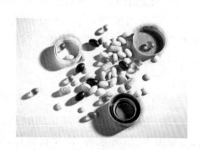

五、护理小贴士

（1）做到少量多餐。一日三餐要定时定量，皆不宜多，适当增加 1～2 次用餐。少量多餐既不会加重胃肠道负担，又可使胃内常有少量食物中和胃酸，对防止胃酸过多大有帮助。

（2）避免辛辣刺激。①禁忌各类辛辣刺激的食物，如芥末、胡椒、生姜、大蒜、生葱等；②戒烟、戒酒，少喝咖啡和浓茶；③少吃不易消化的食物，如年糕、硬米饭、咸菜、腊味，没有煮烂的高粱米、豆子和玉米等。

（3）养成好习惯。①良好的进餐习惯，做到定时定量，细嚼慢咽，不吃过热、过冷、过咸、过酸和过甜的食物。②良好的饮食卫生习惯，做到饭前便后洗手、每天刷牙 2～3 次，不吃生冷和未洗干净的食物。③良好的作息习惯，保证充分睡眠，避免过度劳累。

（4）不喝生水、多喝热水：幽门螺杆菌是引起慢性胃炎发生与发展的重要因素之一。由于幽门螺杆菌可通过污染的水源进行传播，因此，慢性胃炎患者要在根除幽门螺杆菌治疗之后记住：不但要勤洗手，勤刷牙，不吃生冷食物，还一定要注意不喝生水，同时还要记住多喝水，每日饮用白开水不少于 1 500 ml。

（5）防止腹部受凉：寒冷刺激可引起胃体收缩和胃酸分泌增加，不利于慢性胃炎的修复及损伤愈合。因此，慢性胃炎患者要在寒冷季节重视御寒保暖问题，即便是在炎热的夏季，慢性胃炎患者也要关注腹部保暖，不要喝冰镇饮料，不吃各类冷饮；睡眠时注意腹部保暖。

（6）保持良好情绪：情绪的好坏直接影响胃肠道的蠕动功能和食欲。平时应注意保持乐观情绪，做到心胸开朗、豁达，不为小事斤斤计较，不自找烦恼及不愉快。

24

口臭

一、疾病简介

口臭病也称为口气或口腔异味。

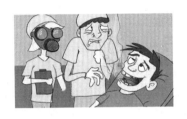

二、常见病因

（1）食物残留在口腔中发酵，形成腐败物。

（2）口腔中有炎症，如牙周炎，牙龈炎等。

（3）导致口臭的原因，就是人们常说的"肠胃热、胃火旺"。

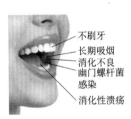

不刷牙
长期吸烟
消化不良
幽门螺杆菌感染
消化性溃疡

三、常见症状

主要表现在口气或口腔异味。在对口臭的治疗中有很多年轻人来就诊，他们被口臭困扰的主要原因是社交障碍。因为有口臭，别人都和他保持距离,严重的可能自己一张嘴人家就捂鼻子,客气一点的会给他递上口香糖,这种反应让他们的精神压力很大,尤其是在就业形势比较紧迫的今天,有的连正常工作都很难继续。

四、预防与治疗

1. 预防

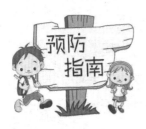

首先要注重保养。要起居有常,饮食有节,少吃零食,多吃蔬菜、水果和清淡易消化的食物,不吸烟、少喝饮料、少饮酒,多喝白开水;锻炼身体,增强体质。同时注意口腔卫生,早、晚和饭后均应刷牙,进食后漱口。

(1)注意劳逸结合,防止受冷,急性期应卧床休息。保持饮食规律营养平衡,多食用含酸和维生素的蔬菜和水果。

(2)平时多饮淡盐水、开水。也可日常生活中以茶为饮品除预防和改善治疗口臭外还能调节人体机理平衡,消炎抗菌,清热解毒,清洁口腔。增强人体抵抗

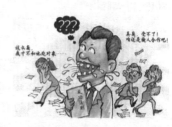

力。这类中草药主要有野菊花、金银花、黄连等。

（3）避免烟、酒、辛辣、过冷、过烫刺激食物。烟草中含有尼古丁等有害物质，抽烟会导致口臭，加上呼吸道的感染，导致口干，唾液减少加重口臭。

（4）注意口腔卫生，养成饭后漱口的习惯，使病菌不易生长。

（5）冬苋菜、蜂蜜、番茄、阳桃、柠檬、青果、海带、萝卜、芝麻、生梨、荸荠、白茅根、甘蔗等食品，具有清热退火，润养肺肾阴液的作用，可适量选食。

（6）漱口。漱口能明显降低挥发性硫化物值和嗅觉分值，对口臭有效。理想的除臭产品应当具备低浓度、有效、在口腔中较长时

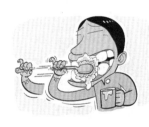

间的保持有效浓度且无任何严重的不良反应。事实上，能满足这些条件的产品很少。含杀菌因子的漱口液作用时间短，长期应用容易造成口腔细菌群失调，不是抑制口臭的理想办法。全植物抑菌成分的漱口液被认为安全有效，但仍缺大宗的研究数据支持。

2. 治疗

对系统疾病引起的口臭，治疗和控制原发疾病非常重要。如胃肠道疾患的患者在针对原发

病病因治疗的同时，还要注重肠道菌群失调的平衡问题，维持良好的肠道菌群平衡对胃肠疾患的恢复、口臭的控制有诸多裨益。

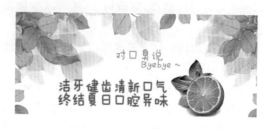

对口臭说
Byebye～

洁牙健齿清新口气
终结夏日口腔异味

五、护理小贴士

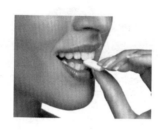

（1）嚼嚼口香糖。想要增加口腔中的湿度，提高口腔分泌唾液的能力很重要，经常咀嚼的口腔分泌唾液的能力也会更强，因此在吃饭的时候不妨多咀嚼几下，或者时不时嚼一些口香糖也是不错的做法，但要注意口香糖嚼太多反而会损害牙齿。多嚼嚼口香糖，或者使用口气清新剂，这是生活中最最简单去除口臭的方法。

（2）多喝水。多喝水可以补充人体丢失的体液，以免口腔干燥造成细菌大量繁衍，从而形成口臭。水能使口腔处于细菌密度最低的环境，喝水对身体有很多好处，预防口臭是其中之一。

（3）无糖酸奶。无糖酸奶能降低细菌繁殖。健康研究表明，每天坚持喝无糖酸奶，可以降低口腔中硫化氢的含量，而硫化氢正是带来口气的"首要通缉犯"。此外，它还能促进胃肠道中的有益细菌产生，防止食物停留胃肠中过久，促进排除宿便，净化口气。

（4）金橘。金橘对口臭伴胸闷食滞很有效，可取新鲜金橘5～6枚，洗净嚼服，具有芳香通窍、顺气健脾的功效，另外，咀嚼橘子皮也能去除口臭。

（5）柠檬。柠檬具有生津、止渴、祛暑的功效。可在在牛奶或开水里加入一些薄荷，同时加上一些新鲜柠檬汁饮用，可去口臭。

（6）牛奶。吃大蒜后的口气难闻，喝一杯牛奶，大蒜臭味即可消除。

（7）盐水漱口。每天饭后坚持用淡盐水漱口，能杀菌消炎，可除口臭。

（8）蜂蜜。蜂蜜具有润肠通腑、化消去腐的功效，对便秘引起的口臭颇有效。

（9）山楂。山楂性酸，味微甘平，有散淤消积、清胃、除口酸臭的功效。

（10）柚子。吃点西红柿、柚子、枣也能预防口臭。

25

耳鸣

一、疾病简介

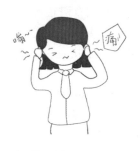

耳鸣(tinnitus)是累及听觉系统的许多疾病不同病理变化的结果,病因复杂,机制不清,主要表现为无相应的外界声源或电刺激,而主观上在耳内或颅内有声音感觉。在临床上它既是许多疾病的伴发症状,也是一些严重疾病的首发症状(如听神经瘤)。

二、常见病因

1. 听觉系统疾病

(1)外耳外耳道耵聍栓塞、肿物或异物。

(2)中耳各种中耳炎、耳硬化症。

(3)内耳梅尼埃病、突发性聋、外伤、噪声性聋、老年性聋等。

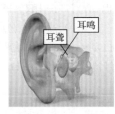

2. 全身性疾病

（1）心脑血管疾病。高血压、高血脂、动脉粥样硬化、低血压等。

（2）神经系统疾病：自主神经功能紊乱、精神紧张、抑郁等。

（3）内分泌疾病。甲状腺功能异常、糖尿病等。

（4）其他。神经退行性变（如脱髓鞘性疾病）、炎症（病毒感染）、外伤、药物中毒、颈椎病、颞颌关节性疾病或咬合不良等。

三、常见症状

总体说呈多样性，可单侧或双侧，也可为头鸣，可持续性存在也可间歇性出现，声音可以为各种各样，音调高低不等。

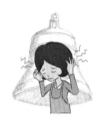

（1）耳鸣与听力的关系。有些耳鸣患者伴有听力下降，有些听力正常，但是耳鸣不会引起或加重听力下降。

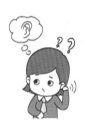

（2）耳鸣与心理因素的关系。长期耳鸣会引起患者产生烦躁、焦虑、紧张、害怕或者抑郁的情绪，而不良的情绪状态可加重耳鸣，造成耳鸣与不良情绪之间的恶性循环，心理因素在耳鸣发病的过程中起重要作用。

四、预防与治疗

1. 预防

避免噪声,规律作息,调节心理,忌烦躁、焦虑、压力;不吸烟,忌浓茶,禁酒;慎用毒性药物,如链霉素、庆大霉素、卡那霉素等;低盐、低脂饮食。

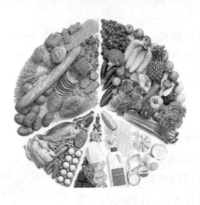

对耳鸣患者来说,平时多进食丰富铁质、锌质以及具活血功效的食物,有助缓解耳鸣情况,帮助患者恢复耳根清净。如海产品、瘦肉、猪肝、鱼类、蛋黄等,其中以牡蛎含锌最为高。

除了补充锌质外,补充铁质对于缓解耳鸣病情也是很有帮助的。在我国关于铁质需求量标准中,45岁以上的人每天所需补充的铁质至少为12 mg。含铁最丰富、也最好吸收的是猪肝、猪血、鸭血。

2. 治疗

（1）病因治疗。治疗引起耳鸣的原发病。

（2）药物治疗。改善原发病的药物：改善微循环及营养神经的药物；减轻耳鸣心理影响的药物，如抗抑郁药；抑制耳鸣的药物，如利多卡因及抗癫痫等。

（3）心理咨询和调适。分析耳鸣原因和病变情况，消除患者的担心，告诫患者要置身于声音充实环境中，主动接触自然界声音，争取与耳鸣共处，把耳鸣比作火车的轰鸣声、冰箱噪声等以适应和习惯这些声音，让患者尽力消除耳鸣引起的心理反应，抑制消极情绪，并树立耳鸣可以治疗的信心。

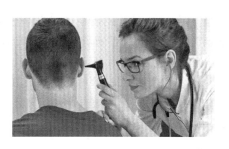

五、护理小贴士

（1）高噪声环境下工作必须采取保护听力的措施，例如佩戴耳塞或耳套。

（2）在某些娱乐场合，如演唱会、运动会或狩猎场，可能会制造很多危害耳朵的噪声，这时候需要佩戴耳塞或耳套，切忌不要胡乱塞一块纸巾或棉花到耳朵里，不仅仅是因为这些并不能很好地隔绝噪声，另外还有可能成为耳道异物。

（3）戴耳机听音乐时音量需适当控制，如果别人隔着耳机都能听到你的音乐或者你戴着耳机完全听不到周围任何声音，说明耳机音量过高了。

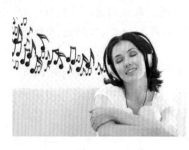

白领健康锦囊

（4）避免或适量饮用酒精类或咖啡因类饮品；戒烟而且拒绝吸二手烟，烟草制品中的尼古丁或许可减少耳朵血供血，导致耳鸣。

（5）保持健康体重，肥胖可致高血压，升高的血压可增加耳朵对声音的敏感性进而导致耳鸣，所以建议大家规律锻炼、健康饮食。

26

肥胖

一、疾病简介

肥胖症（obesity）是指人体内脂肪堆积过多和（或）分布异常，体重增加。肥胖症是一种常见的

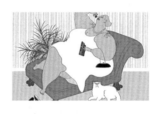

慢性代谢异常疾病，常与 2 型糖尿病、高血压、高脂血症、缺血性心脏病等集结出现。

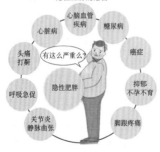

隐性肥胖的危害

心脑血管疾病
心脏病
糖尿病
头痛打鼾
有这么严重么
癌症
呼吸急促
隐性肥胖
抑郁不孕不育
关节炎静脉曲张
脚跟疼痛

二、常见病因

肥胖症是遗传因素和环境因素共同作用的结果，其病因未完全明了。总的来说，当人体摄入的能量超过人体的消耗时，多余的能量以脂肪的形式储存于体内，导致脂肪增多而引起肥胖。

三、常见症状

继发性肥胖症的患者除肥胖外，尚具有原发

病的临床表现。脂肪组织的分布有性别差异,通常男性脂肪分布主要在腰部以上(又称苹果型),以颈项部、躯干为主。女性脂肪分布主要在腰部以下(又称梨型),以下腹部、臀部、大腿部为主。肥胖症患者可因体型而自卑、焦虑、抑郁;可出现气急、体力活动减少、关节痛、肌肉酸痛等不适;心血管疾病、糖尿病、恶性肿瘤等患病率增加。

四、预防与治疗

1. 预防

普遍性预防,是针对人口总体的,以稳定肥胖水平并最终减少肥胖发生率从而降低肥胖患病率为目标。通过改善膳食结构和提倡适当体力活动以及减少吸烟和饮酒等来改变生活方式,最终减少肥胖相关疾病,达到普遍性预防的目的。

2. 治疗

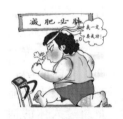

治疗的两个主要环节是减少热量摄取及增加热量消耗。强调以行为、饮食、运动为主的综合治疗,必要时辅以药物或手术治疗。继发性肥胖症应针对病因进行治疗。各种并发症及伴随病应给予相应的处理。

(1) 行为治疗。通过宣传教育使患者及其家属对肥胖症及其危害性有正确的认识,从而配合治疗、采取健康的生活方式、改变饮食和运动习惯。自觉地长期坚持是肥胖症治疗首位及最重要的措施。

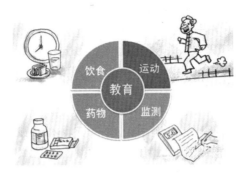

（2）控制饮食及增加体力活动。轻度肥胖者,控制进食总量,采用低热量、低脂肪饮食,避免摄入高糖高脂类食物,使每日总热量低于消耗量。多作体力劳动和体育锻炼,如能使体重每月减轻 500～1 000 g 而渐渐达到正常标准体重,则不必用药物治疗。关于活动量或运动量的制定应该因人而异,原则上采取循序渐进的方式。

（3）药物治疗。对严重肥胖患者可应用药物减轻体重,然后继续维持。但临床上如何更好地应用这类药物仍有待探讨。用药可能产生药物不良反应及耐药性,因而选择药物治疗的适应证必须十分慎重,根据患者的个体情况衡量可能得到的益处和潜在的危险做出决定。

五、护理小贴士

（1）肥胖患者皮脂腺排泄旺盛,汗液分泌多,重度肥胖者股间、腹部,脖颈外重叠的褶皱处由于通气不良,汗液浸渍,容易起湿疹或发生糜烂。应协助患者常洗澡更衣,保持皮肤清洁干燥。

（2）注意保证运动安全,配备宽松随意的衣服和舒适的软底鞋,运动前要检查好器械,并做热身运动,防止发生肌肉拉伤,关节损坏等意外。

（3）肥胖患者组织中脂肪多,血运阻力大,机体着力点承受体重压力大,导致组织缺氧缺血严重。长期卧床患者如数小时未更换体位,或翻身不彻底,局部组织受压过极易发生反应性淤血和硬结,形成压疮。

常见体位好发压疮位置

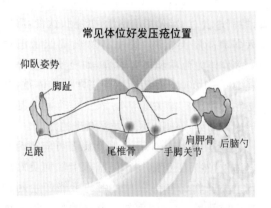

仰卧姿势

脚趾

足跟　　尾椎骨　　手脚关节　　肩胛骨　　后脑勺

27

飞机经济舱综合征

一、疾病简介

经济舱综合征（economy class syndrome, ECS），又叫深部静脉血栓或旅行血栓症，是由于乘客在飞机上必须系安全带，坐姿长时间得不到改变，导致腿部的血液循环减弱，又因飞机内空调的关系，使机舱内空气干燥，以及机舱内气压较地面低，乘客体内的水分容易丢失，致使血液黏滞度增高，最终形成深部静脉血栓。一般长途飞行 5 小时以上的坐姿旅行，应防止静脉血栓症的发生。

注意：经济舱综合征并非坐飞机经济舱所特有的。事实上，无论坐飞机还是火车、巴士甚至是在办公室内，只要长时间坐着不动，下肢静脉都容易发生血栓，进而有发生肺栓塞的可能。

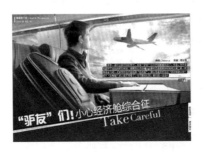

二、常见病因

高危因素。乘客有血栓史,肥胖,高血脂,糖尿病患者,以及正服用避孕药的妇女,乘机前大量饮酒,吸烟,过多进食油腻食物时。

三、常见症状

静脉血栓症早期症状是小腿血栓导致的腿部肌肉疼痛、肿胀、局部发热等,行走痛,甚至不能行走;也可能无症状。

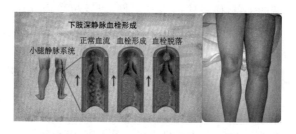

当乘客站起来时,血栓会随着血液的流动而带到全身。如果血栓被带到肺部,会引起肺梗死,出现胸痛和呼吸困难,或伴有咯血,严重者可危及生命。

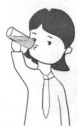

四、预防与治疗

1. 预防

(1)多饮水。适当饮用含有糖分和钠离子的所谓离子饮料(果汁,牛奶等)

（2）不要吸烟。避免饮用含有利尿作用的酒类、咖啡、茶，以免引起脱水导致血液浓缩。

（3）脚部做伸展（如踮踮脚尖，抖抖腿等）或按摩运动。避免交叉腿及膝关节，避免膝关节背面受压，避免长时间睡眠。

（4）40岁以上的避免做密集的空中旅行。手术后不要立即做空中旅行。

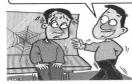
这种症状叫"经济舱综合征"，你得勤下地活动活动！

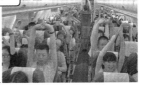

（5）有血栓家族史的乘客应加倍小心。对于存在血液高凝因素者，穿专业的医用弹力袜。

2. 治疗

临时处理措施：抬高患肢，同时膝关节微屈15°，严禁按摩，避免血栓脱落，避免剧烈活动。

五、护理小贴士

（1）避免长时间睡眠。坐飞机或长途车，最忌一上车就去睡觉，坐着睡的状态不仅没有有意识地肌肉活动，连无意识的肌肉收缩也会大大减少，再加上有些体位会加重下肢主干静脉的压迫，因此更容易形成血栓。

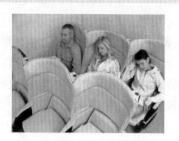

（2）穿医用弹力袜。对于存在血液高凝状态者,穿医用弹力袜是有效的预防措施之一。它是一种循序减压弹力袜,即在脚踝最紧压力最大,顺着腿部逐步递减。这种压力递减变化可以促进下肢静脉血回流,有效缓解下肢静脉和静脉瓣膜所承受的压力。

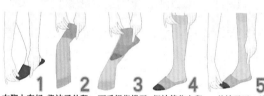

1 在脚上套好专用袜套

2 将袜子外翻至脚后跟部;

3 两手拇指撑开袜子,拉至脚背并调整好脚后跟部位;

4 把袜筒往上翻,拇指在内四指在外,逐步向上以"Z"字型上提;

5 从袜子开口处,轻轻拉出专用袜套,穿着完毕。

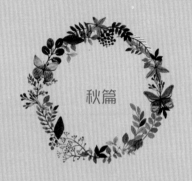

秋篇

秋凉晚步
秋气堪悲未必然
轻寒正是可人天
绿池落尽红蕖却
荷叶犹开最小钱
——杨万里

||| 28 |||

职场心理亚健康

一、疾病简介

心理亚健康是介于心理健康和心理疾病之间的中间状态。机体虽无器质性病变，但却呈现活力降低、生理功能和代谢功能失调，适应能力不同程度减退，既不是完全健康，又尚未达到疾病的程度。有研究认为，白领中 45％ 的人觉得压力较大，21％ 的人觉得压力很大，3％ 的人觉得压力极大，濒临崩溃。

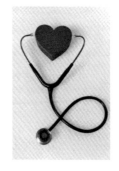

二、常见病因

随着社会不断发展，新生事物不断涌现，生活节奏逐渐加快，以及各种各样的家庭、社会问题出现，人类需不断地调整自己去适应社会。而来自其中任何一个方面的压力超出人自身承受的范畴，都可以引起心理的不适，甚至导致心理疾病。人都是感情动物，容易产生心理波动，难免给工作和生活带来一定的影响。对于白领人群来说，社会竞争压力的加大，给我们带来了超负荷的工作,很可能需要透支自己的身心来完成工作任务,职场心理亚健康问题也就随之而来。

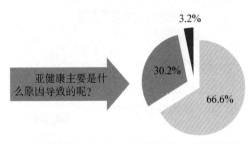

亚健康主要是什么原因导致的呢?

66.6%的被调查者表示,与工作有关,压力比较大。
30.2%的调查者表示,与家庭有关。
3.2%的被调查表示,其他因素导致。

三、常见症状

一般来说,如果你没有明显的病症,但又长时间处于以下一种或几种状态中,注意亚健康已向你发出警报了:失眠、乏力、无食欲、易疲劳、心悸,抵抗力差、易激怒、经常性感冒或口腔溃疡、便秘等。处在高度紧张工作、学习状态的人应当特别注意这些症状。

职场人心理问题表现统计

- 时常焦虑,会因为一些小事而烦躁不安
- 睡眠差,情绪低沉忧郁,缺乏贪欲
- 经常产生强迫性观念或行为
- 害怕社交,害怕黑暗
- 头痛、胸闷、肢体震颤、抽搐

四、预防与治疗

1. 预防

（1）正确认识自己。对自己要有一个客观的恰如其分的评估，既要正确评估自己的优点与长处，也要正视自己的缺点与不足，在工作中既不好高骛远，也不妄自菲薄，结合社会实际与个人条件，做到脚踏实地，问心无愧。

（2）培养良好的人格品质。良好的人格品质首先该正确认识自我，其次应该提高对挫折的承受能力。提高挫折承受能力应努力提高自身的思想境界，树立科学的人生观，积极参加各类实践活动，丰富人生经验。

（3）养成科学的生活方式。健康的生活方式指生活有规律、劳逸结合、科学用脑、坚持体育锻炼、少喝酒、不吸烟、讲究卫生等。科学地安排好每天的学习、锻炼、休息，使生活有规律，避免用脑过度引起神经衰弱，防止思维、记忆能力减退。

（4）加强自我心理调节。自我调节心理健康的核心内容包括调整认识结构、情绪状态，锻炼意志品质，改善适应能力等。

（5）积极参加社会活动。参加社会活动可以不断地丰富和激活人们的内心世界，有利于心理保健。职场白领应培养多种兴趣，发展业余爱好，通过参加各种社会活动。

（6）积极获取心理健康知识。必要时求助经验丰富的心理咨询医生或长期从事心理咨询的专业人员。

2. 治疗

心理亚健康阶段，只要能够做到及时正确的积极自我调适，大多能够恢复正常。如果自我调适效果不佳或病情进展至心理疾病阶段，则需要咨询专业的心理医师进行治疗。

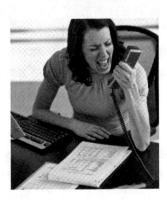

五、护理小贴士

职场心理健康自我调适技巧。

（1）保持健康的心态。"我很快乐""我要让自己适应一切，而不去调整一切来适应我的欲望"

（2）建立良好的人际关系。人与人之间关系友好，引起满意的、愉快的情绪反应，使人心情舒畅，有利于身心健康。

（3）善于自省。也就是时常审察自己，既要反省、改正自身的不足，也要善待、发扬自己的优点。

（4）适当向对方释放自己的情绪：正确的方法就是适当"表达"自己的情绪，向让你产生不愉快情绪的人说出你的感受，但是要注意把握语气。

（5）以合适的方式宣泄：情绪的宣泄是平衡身心的重要方法。宣泄情绪的方法很多，比如向人诉说、痛哭一场、做自己喜欢的事情等。

（6）同理心。要了解自己处境，也要了解并且接纳别人的处境。很多时候，学会换位思考，从他人的立场去体会对方的感受，往往会收到意想不到的效果。

（7）学会宽容，能够放下。

29

抑郁症

一、疾病简介

抑郁症是一种常见的心境障碍,可由各种原因引起,以显著而持久的心境低落为主要临床特征,且心境低落与其处境不相称,严重者可出现自杀念头和行为。多数病例有反复发作的倾向,每次发作大多数可以缓解,部分可有残留症状或转为慢性。抑郁症至少有 10％的患者可出现躁狂发作,此时应诊断为双相障碍。另外我们常说的抑郁症,其实是指临床上的重症抑郁症(major depression),人群中有 16％的人在一生的某个

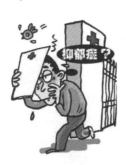

时期会受其影响。患抑郁症除了付出严重的感情和社会代价之外,经济代价也是巨大的。据世界卫生组织统计,抑郁症已成为世界第 4 大疾患,预计到2020 年,可能成为仅次于冠心病的第 2 大疾病。

二、常见病因

迄今为止,抑郁症病因与发病机制还不明确,也无明显的体征和实验室指标异常,概括的

说是生物、心理、社会（文化）因素相互作用的结果。也正因为抑郁症目前病因不明，有关假说很多，比较常见且公认的病因如下。

1. 遗传因素

大样本人群遗传流行病学调查显示，与患病者血缘关系越近，患病概率越高。一级亲属患病的概率远高于其他亲属，这与遗传疾病的一般规律相符。

2. 生化因素

主要指抑郁症的发生可能与大脑突触间隙神经递质5-羟色胺和去甲肾上腺素的浓度下降有关。

3. 心理-社会因素

各种重大生活事件突然发生，或长期持续存在会引起强烈或者（和）持久的不愉快的情感体验，导致抑郁症的产生。

三、常见症状

抑郁症典型的临床表现包括三个维度的降低：情绪低落、思维迟缓、意志活动减退。具体可表现为显著而持久的抑郁悲观。程度较轻的患者感到闷闷不乐，无愉快感，凡事缺乏兴趣，感到"心里有压抑感""高兴不起来"；程度重的可悲观绝望，有度日如年、生不如死之感，患者常诉说"活着没有意思""心里难受"等。

典型的抑郁心境还具有晨重夜轻的特点，即情绪低落在早晨较为严重，而傍晚时可有所减轻。患者本人可能会出现大脑反应迟钝，或者记忆力、注意力减退，学习或者工作能力下降或者犹豫不决，缺乏动力，什么也不想干，以往可以胜任的工作生活现在感到无法应付；患者不仅开始自我评价降低，有时还会将所有的过错归咎于自己，常产生无用感、无希望感、无助感和无价值感，甚至开始自责自罪，严重时可出现罪恶妄想（反复纠结与自己一些小的过失，认为自己犯了大错，即将受到惩罚）、反复出现消极观念或者行为。

值得注意的是，由于中国文化的特点，一些患者的情感症状可能并不明显，突出的会表现为各种身体的不适，以消化道症状较为常见，如食欲缺乏、腹胀、便秘等，还会有头痛、胸闷等症状，患者常常会纠缠于某一躯体主诉，并容易产生疑病观念，进而发展为疑病、虚无和罪恶妄想，但内科检查却发现没有大的问题，相应的治疗效果也不明显。

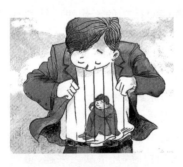

四、预防与治疗

1. 预防

现代医学不仅可以帮助患者"走出抑郁阴影"，而且可以告诉人们怎样防止其发生。各个年龄的躯体疾病,酗酒,吸毒,乱用药等不良生活方式,都可以导致抑郁发病,那么防止这些"体因性"因素侵害人体,保持身体健康,就可以减少抑郁症的发生。由于精神刺激引起的"心因性"抑郁症是能有效预防的,人生在世,不可能不碰到外来刺激,不会没有一点心理矛盾,从根本上消除刺激源不可能,那只好增强对刺激的抗力,加强心理免疫的能力,从而大大降低心因性抑郁症的发病率。

2. 治疗

目前,抑郁症主要治疗方法包括药物及物理治疗。目前,一线的抗抑郁剂包括 SSRI 类药物(如帕罗西汀、舍曲林等)、SNRI 类药物(如文拉法辛、度洛西汀)、NaSSAs 类(如去甲肾上腺素、米氮平)。另外,部分抑郁症患者还可以采用改良电休克治疗(MECT therapy)以及重复经颅磁刺激(rTMS)治疗等物理治疗方法以及心理疗法。不同治疗方法适用于不同阶段、不同发病类型的患者,因此需在医师指导下开始治疗。但是值得一提的是,抑郁症大多预后良好,通过正规治疗,大多数患者能够病情稳定甚至完全康复。因此,对于怀疑患有抑郁症的患者一定要树立战胜病痛的信心,及

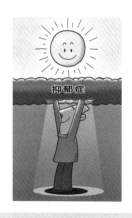

时到正规医院诊治。

五、护理小贴士

（1）预防患者采取伤害自己的行为。自杀观念与行为是抑郁患者最严重而危险的症状。他们往往事先计划周密，行动隐蔽，甚至伪装病情好转以逃避医务人员与家属的注意，并不惜采取各种手段与途径，以达到自杀的目的。应采取积极治疗措施，尽可能动员患者住院治疗。密切观察自杀的先兆症状：如焦虑不安、失眠、沉默少语或心情豁然开朗、在出事地点徘徊、忧郁烦躁、拒食、卧床不起等。护理人员不应让患者单独活动，可陪伴患者参加各种团体活动，在与患者的接触中，应能识别这些动向，给予心理上的支持，使他们振作起来，避免意外发生。

（2）维持适当的营养、排泄、睡眠、休息活动与个人生活上的照顾。食欲缺乏、便秘是抑郁患者常出现的肠胃系统方面的问题。应选择患者平常较喜欢且富含纤维的食物。若患者因认为自己没有价值，不值得吃饭时，可让患者从事一些为别人做事的活动，如此可以协助患者接受食物。若患者坚持不吃，或体重持续减轻，则必须采取进一步的护理措施，如喂食、鼻饲、静脉输液等，以维持适当的水分及营养。

（3）阻断负向的思考。抑郁患者常对自己或事情保持负向的看法，而这种情形常是不自觉的。护理人员应该协助患者确认这些负向的想法并加以取代和减少。其次，可以帮助患者回顾自己的优点、长处、成就的机会来增加正向的看法。此外，要协助患者检视他的认知逻辑与结论的正确性，修正不合实际的目标，协助患者完成某些建设性的工作和参与社交活动，减少患者的负向评价，并提供正向加强自尊的机会。

30

脱发

一、疾病简介

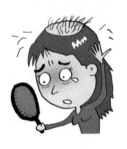

正常人平均每天脱落70～100根头发,同时也有等量的头发再生,这样的动态平衡可维持正常的头发数量。当各种原因导致头发生长异常或过度脱落使头发数量明显减少,将会影响人们的形象美观,甚至带来严重的心理负担。

二、常见病因

脱发的原因很多,并与种族、性别、年龄和遗传等因素有关。有些脱发原因明确,如重症全身性疾病后脱发、服用细胞毒性药物后脱发、某些皮肤病的脱发等,统称症状性脱发。另一些脱发原因尚不完全明了,常见者有雄激素性脱发及斑秃等情况。

雄激素性秃发又称脂溢性脱发,中国男性发病率约20%,女性约5%,已有证据表明其与二氢睾酮的水平、头皮二氢睾酮受体的敏感性、精神因素、遗传背景、头皮局部真菌感染和头皮的微循环等因素有关,其发病可能是多种因素同时相互作用的结果,具体到每个人发病的机制又不尽相同,因此其治疗需要采用多靶点、多途径和多种方法综合防治,治疗的主要目的是阻止病情发展,让已经微小化的头顶毛发尽可能恢复正常生长速度。

斑秃是指头皮突然发生的圆形秃发,俗称"鬼剃头"。病因尚不明了,一般认为与精神刺激、情绪紧张有关,有人认为与内分泌紊乱、遗传因素和自身免疫有关,但尚无确切证据。

三、常见症状

雄激素性脱发:又称脂溢性脱发,俗称"秃顶",是最常见的脱发类型。该病多见于青壮年男性,初期表现为前额两侧头发纤细、稀疏,逐渐向头顶延伸,额部发际向后退缩,前额变高呈 M 形。随着脱发逐渐发展,额部与头顶部脱发可互相融合,严重者仅枕部及两颞残留头发,呈"地中海"表现。女性病情相对较轻,主要表现为头顶部头发弥漫性稀疏,但前额发际线并不上移,形似"圣诞树"样改变,但极少发生顶部全秃。大多数患者头发较为油腻,可有大量头皮屑,一般无自觉症状或有瘙痒感,也有的头发干燥缺乏光泽。脱发的速度和范围因人而异,多数进展缓慢。

斑秃:俗称"鬼剃头"。该病可发生于任何年龄,但以青壮年多见,男女发病无明显差异。表现为头部突然出现圆形或椭圆形、境界清楚的脱发区,脱发区皮肤光滑,无炎症、鳞屑、瘢痕,边缘常可见"感叹号"样毛发,轻轻一扯就很容易脱落。最初为小片脱发区,可同时出现一片或几片,无明显自觉症状,继续进展可互相融合成不规则的斑片。头发全部脱落,称为全秃。全身所有的毛发(包括体毛)都脱落,称为普秃。斑秃大多可以恢复。新生长的头发,呈细软黄白色的毫毛,逐渐变粗变黑,直到恢复正常。

四、预防与治疗

1. 预防

毛发是人体精气神的外在表现,虽然其生理功能逐渐下降,但其社会功能越来越重要,毛发的数量减少、直径的变化、色泽的改变和弹性的改变均反映人体功能的改变,气血阴阳的变化,所谓"一叶知秋,牵一发而动全身",关注毛发健康是名副其实的"头等大事",预防脱发很重要。

(1)保证充足的睡眠。充足的睡眠可以保证体内激素的正常分泌,让毛发可以进行正常的新

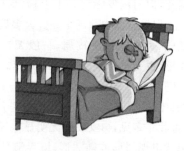

陈代谢,代谢期主要在晚上 10 点到凌晨 2 点之间,此时应让身体得到完全休息,避免毛发的代谢及营养失去平衡导致脱发。

(2)注意饮食营养。常吃富含蛋白质及微量元素丰富的食品,多吃青菜、水果等。

(3)避免过多损伤。日常的洗护产品对头发的影响比较大,染发、烫发也会导致秀发受损,失去光泽和弹性,甚至变黄变枯,所以尽量减少染发、烫发次数,间隔时间至少 3～6 个月。夏季要避免日光的暴晒,游泳、日光浴更要注意防护。

(4)不要使用脱脂性或碱性洗发水。脱脂性或碱性洗发水容易让头发干燥分叉,甚至出现头皮坏死,所以应选择对头发和头皮没有伤害的天然洗发水。

(5)保持心理健康。高度精神紧张或突然的精神刺激与脱发也有很大关系,每天焦虑不安会导致加速脱发,而且压抑的程度越深,脱发的速度也就越快。所以平时要注意调节自己的心情,不要经常处于精神紧张状态之中。

(6)坚持适当锻炼。建议大家保持适当的运动量,每天最适宜的锻炼时间为半小时到 1 小时,头发会光泽乌黑,充满生命力,还可消除当天的精神疲劳。

2. 治疗

(1)病理性脱发。应治疗基础疾病,身体康复后头发会重新长出。

(2)化学性脱发。不使用刺激性强的染发

剂、烫发剂及劣质洗发用品。

（3）物理性脱发。不要使用易产生静电的塑料梳子和塑料头刷，在空气粉尘污染严重的环境戴防护帽并及时洗头。

（4）营养性脱发。应加强营养，多吃蔬果、海带、桑葚、核桃仁。

（5）肥胖性脱发。要少吃油腻重的食物，加强体育锻炼

五、护理小贴士

1. 慎用何首乌养发护发

根据传统观点，何首乌具有补肝肾、益精血、乌发等功效，因此很多正规的生发中成药里面基本上都有这一款药物，甚至部分洗发露也宣传含有何首乌成分，所以很多人就自行购买何首乌来服用。事实上，何首乌对于治疗脱发没有确切的循证医学证据，所以具体是否有效还有待后期研究。而且何首乌的治疗窗非常窄（治疗窗：药物产生治疗效应的剂量和致毒效应的剂量范围），稍有不慎就可能出现药物中毒，所以不建议自行滥用药物，一定要遵循医师的指导进行治疗。

2. 雄激素性脱发者自我管理技巧

（1）要了解雄激素性脱发的防治知识。雄激素性脱发的根本原因在于遗传基因，也就是说，父系和母系的遗传决定了是否会发生脱发的情况，除此之外还有一些诱因，比如工作节奏快、生活不规律、精神压力大等，这些诱因会导致脱发

出现的时间比较早，程度比较重。

（2）有针对性地做好防控。虽然现代医学仍然对于基因问题方法有限，但我们可以针对诱因去干预。如果脱发者有精神压力大、工作节奏快、生活不规律，经常熬夜，老是加班加点的情况，就要注意减缓或者避免这些因素，这一点对于预防脱发的发生或者加重尤为重要！

（3）要和医师积极沟通，详细告知医师自己脱发的过程及诊治经过，以及身体的相关疾病及用药情况，以便医师制订最佳的治疗方案。如果采用药物治疗的话，要明白药物的使用方法、不良反应以及使用药物的注意事项。如果植发手术的话，需要了解植发手术的过程，术前术后的注意事项，以便尽可能好地配合植发手术，达到最佳的植发手术效果。

虽然脱发的表现大致相似，但是个体的具体情况不同，脱发的阶段和程度也有不同，所以每个脱发者所需的方案也不完全一致，具体情况最好联系医生制订最适合的个体方案，达到最佳的治疗效果。

31

头皮屑过多

一、疾病简介

头皮屑分为生理性头皮屑及病理性头皮屑两种。我们一般讲的头皮屑主要是指的生理性头皮屑。正常情况下,皮肤不断更新出现脱屑,据估计一个成年人一年全身脱落的鳞屑约 4 kg,头皮和我们身体其他部位一样也会出现脱屑,这种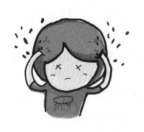正常的皮肤代谢产生的头皮屑就是生理性脱屑。而病理性脱屑顾名思义就是因为各种疾病或者诱发因素导致的头皮屑过多。

二、常见病因

人体正常头皮细胞的更替周期是 28 天,在皮肤细胞完全成熟后,以肉眼无法看到的微小细胞剥落。然而有头皮屑的头皮,其更替周期为 14~21 天。不成熟的细胞到达皮肤顶层,而后以肉眼可见的碎片剥落,形成头皮屑。

真菌及微生物是头皮屑产生的主要原因之一,最常见的一种叫做糠秕孢子菌。它以皮脂为食,而后排泄出刺激性的副产品,会加速细胞成长与更替的速度。另外,梅毒皮肤病变、银屑病、头癣等疾病也可表现为头皮屑过多。

头皮屑多发生于中、青年人,儿童和老年人较少,这是什么原因:中、青年人正处在生命最旺盛的时期,他们工作繁忙、精神压力大、少有正常的作息时间,不良的饮食习惯,加之环境的污染等,都会使得头皮屑增多。

此外,一些其他因素如气候变化、常食刺激性食物、睡眠不足、过量饮酒、精神压力过大、体内激素分泌失调、人体内血液循环不畅等都会造成头皮屑过多。

三、常见症状

头皮屑是头皮脱落的角质细胞。正常情况下,角质细胞脱落很少、很慢,不会被明显地看到,但在某种刺激下,不成熟的角质细胞大量产生、结块脱落,形成纷纷扬扬的"雪花"现象,也就是头皮屑。

四、预防与治疗

1. 预防

(1)避免吃煎炸、油腻、辣、酒精及咖啡因等食物,这些食物会刺激头油及头皮的形成。

(2)平时应多摄取碱性食物,如牛奶、蔬菜、水果、海藻等,避免进食过多的酸性

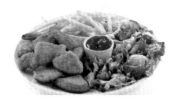

食物、油炸食品和甜食。还要忌吃辛辣和刺激性食物,如辣椒、芥末、生葱、生蒜、酒、咖啡和糖。

(3)用温水洗头。水过热会刺激头皮油脂分泌,令头油更多;水温过冷令毛孔收缩,发内的污垢不能清洗掉,宜用约20℃温水清洗。

(4)应养成经常洗发的习惯。勿将洗发水直接倒在头上。因为未起泡的洗发水会对头皮造成刺激,故应倒在手中搓起泡再搽在头发上。

(5)勿用指甲梳头。用指腹轻轻按摩头皮,不但可增加血液循环,还可减少头屑形成。

(6)七天换一支洗发水。洗发水的清洁对头发只是短暂性,七天后头皮会适应,会失去清洁效果,宜同时买两支洗发水交替使用。

(7)喷发胶等化学性用品会伤害发质,刺激皮肤,同样会加剧头皮屑生成。还要尽量避免染发。因为染发剂会损伤毛干,引起头发断裂,还会刺激头皮细胞,导致头屑增多。

(8)早晚梳头一百下,有助增进血液循环,减少脱发又可减少头皮屑。

(9)可食用一些含锌量较多的食物。如:糙米,蚝,羊肉,牛肉,猪肉,鸡肉,意大利面,牛奶,鸡蛋。

2. 治疗

(1)补充维生素 B_2、维生素 B_6。维生素 B_2 有治疗脂溢性皮炎的作用,维生素 B_6 对蛋白质和脂类的正常代谢具有重要作用。

(2)病理性头皮屑过多原因多样,需在医师指导下进行治疗。

五、护理小贴士

1. 洗发小技巧

正确的洗头方式是去除头皮屑的重要一环,避免用温度过高的热水洗头,并以指腹按摩头皮以免抓破头造成细菌感染。另外,洗发的过程中可通过

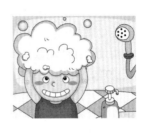

头皮按摩将头皮屑清除干净,最后再配合去屑洗发精来抑制头皮屑,以下正确的洗发程序可以参考。

(1)洗发前先将头发完全梳顺,有助于防止清洗时头发打结断落。

(2)将凝胶涂抹于头皮上,稍加按摩后停留10分钟。这样能深层清洁头皮,去除头皮屑,抑制细菌、微生物过度繁殖。

(3)把头发从头皮至发尾用温水完全浸湿。取适量洗发精倒在手心,不要直接倒在头皮上。于洗发精中加入水后搓揉成泡沫状,再分成头皮和头发两部分清洗。

(4)用指腹在头皮上来回按摩,促进头皮的血液循环,清除废角质与油污。然后用温水将头发充分清洗干净。

(5)将护发素涂抹在发尾处,以增加头发的

弹性和保护膜。以温水仔细冲洗头发,因为冲洗不干净对发质的伤害很大。

（6）用干毛巾轻轻按压发丝,千万不要粗鲁地用力摩擦脆弱易断的发丝。

（7）清洗头皮外,用带喷头的修护液也可抑制头皮屑、维护头发。因为其有净化、抗过敏及重建头发弹性的功效,可以事半功倍地提供秀发周全护理。

（8）利用头皮修护剂按摩,可帮助预防及停止头皮屑的再现,同时增加头发的光泽度,赋予植物芳香。只要简单有效的按摩动作就可以达到目的。

（9）用吹风机吹头发时,不要用高温直吹头发。八分干时,最能提供头发充分的休息空间。若要吹出漂亮的发型,也可趁七八分干时,搭配发梳吹出柔顺的造型。

2. 头皮按摩小技巧

通过头皮按摩可使头部皮肤温度升高,加速血液循环和新陈代谢,令头皮的皮脂腺、汗腺、毛囊等附属气管发挥正常功能,从而减少头屑。

方法 A：双侧或单侧手指与手掌从前额发际向枕部（枕骨粗隆,即后脑勺突出部）来回转动按摩,至头皮有发热感为止。

方法 B：单手并拢成 90°,从发际处向后轻轻敲打,使头部有轻松感为佳。

32

消化性溃疡

一、疾病简介

　　胃、十二指肠溃疡也称消化性溃疡,是白领人群的常见病、多发病,通常是指胃、十二指肠黏膜的局限性、圆形或椭圆形的全层黏膜缺损。主要表现以腹痛为主,疼痛限于上腹部,反复发作,时轻时重,呈慢性过程。腹痛具有周期性,多在初春和秋季发作,精神紧张、过度劳累、饮食不当及某些药物均可诱发。疼痛具有节律性,胃溃疡疼痛常发生在餐后 1 小时内,经 1～2 小时逐渐缓解,直至下餐进食后再出现,呈进食-疼痛-缓解的规律,而十二指肠溃疡疼痛始发于两餐之间,持续至下餐进食或服抗酸药物后的缓解,故有疼痛-进食-缓解的规律。

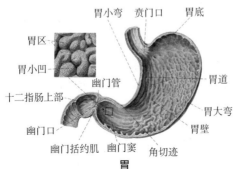

胃小弯　　贲门口　　胃底

胃区

胃小凹

幽门管

十二指肠上部

幽门口

幽门括约肌　幽门窦　角切迹

胃道

胃大弯

胃壁

胃

二、常见病因

胃黏膜屏障是由黏液和胃黏膜柱状上皮两部分组成。一些损伤性因素,如服用某些药物、粗糙食物或胆汁反流等会削弱黏膜抵抗力,因此黏膜屏障损害是溃疡产生的重要原因。胃酸分泌过多一直被认为是胃、十二指肠溃疡的病理生理基础。当胃液中酸过多,激活其中的胃蛋白酶,从而使胃、十二指肠黏膜发生"自家消化"形成溃疡。幽门螺杆菌感染引起的胃酸分泌增加及其相关调节机制的障碍是引起胃、十二指肠溃疡的重要原因。同时,长期服用非甾体类抗炎药(如阿司匹林、布洛芬等)、激素等药物会导致消化道黏膜损伤,也是溃疡的重要诱因。另外,精神、神经因素、应激性因素、遗传因素等也都与消化性溃疡发病有关。

三、常见症状

(1)疼痛。胃十二指肠溃疡均可出现上腹部疼痛,且疼痛具有节律性,胃溃疡表现为餐后痛,即呈进食-疼痛-缓解的规律,而十二指肠溃疡表现为饥饿痛,多在空腹或夜间疼痛明显,即呈疼痛-进食-缓解的规律。另外,十二指肠溃疡疼痛会出现向右侧肩胛区放射,因此部分十二指肠溃疡患者可能仅表现为右侧肩胛区疼痛。

(2)消化道出血。消化道出血是消化性溃疡最常见的并发症,多数患者表现为少量出血,仅在做大便隐血试验时发现。严重的出血可能表现为呕血、黑便，即呕吐出咖啡样的液体或者解出柏油样的大便。大量出血的患者还会出现乏力、气促、头晕、面色苍白等贫血的表现。

（3）大多数消化性溃疡患者会伴有胃酸、胃灼热、恶心、呕吐、食欲缺乏等不典型症状。

四、预防与治疗

1. 预防

（1）纠正不良的生活习惯。生活要有规律，保证充足的睡眠。勿暴饮暴食，戒烟禁酒，少食刺激性食物。

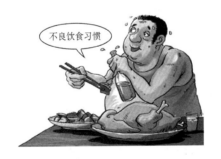

不良饮食习惯

（2）保持良好的心态。避免情绪紧张，消除工作、家庭等各方面的精神刺激，避免生气和情绪激动。因情绪变化引起迷走神经兴奋性增高，胃液中胃酸分泌过多，产生呕吐等症状。

（3）劳逸结合。合理安排生活和工作，保证充足的睡眠和休息，可适当运动，但要避免劳累。饭后30分钟至1小时应安静休息。

（4）避免药物因素。尽量避免长期服用非类固醇抗炎药、激素等消化道刺激性药物。

2. 治疗

（1）一般治疗。生活规律、进餐定时、劳逸结合、避免过劳和精神紧张。

（2）抗幽门螺杆菌治疗。幽门螺杆菌感染是国际公认的消化性溃疡主要致病因素，大约90%的消化性溃疡患者会有幽门螺杆菌感染，因此根除幽门螺杆菌是治疗消化性溃疡以及预防复发一个重要的环节。目前常用的抗幽门螺杆菌方案主要是两种抗生素加一种抑制胃酸分泌的药物，即所谓的"抗 Hp 三联疗法"，也可以在"三联疗法"的基础上再加一种保护胃黏膜的药物，即"四联疗法"，具体治疗方案需由专业的医师根据患者个人情况来制定。

（3）抗酸药。主要有西咪替丁、雷尼替丁、奥美拉唑、兰索拉唑等。

（4）中和胃酸药。主要有铝碳酸镁片、氢氧化铝片、复方氢氧化铝、乐得胃等。

（5）胃黏膜保护药。主要有硫糖铝、枸橼酸铋钾等。

（6）对症治疗。如有腹胀可用促胃动力药如多潘立酮，如腹痛较重可用抗胆碱能药如山莨菪碱等。

（7）非药物治疗。如果出现消化道穿孔、大出血、梗阻等并发症，溃疡反复发作迁延不愈或者怀疑溃疡有恶变时可采用手术切除病变组织。

五、护理小贴士

1. 饮食保健

（1）宜食用质软、易消化的食物，避免体积大、坚硬、粗纤维多的食物，以减少对溃疡面的机械性刺激。

（2）选用含纤维少的瓜果、蔬菜，如嫩黄瓜、嫩茄子、嫩白菜叶、西红柿（去皮、籽）、冬瓜、胡萝卜和成熟的苹果、桃、梨等。

（3）避免能强烈刺激胃液分泌的食物，如咖啡、浓茶、过甜食物、酒精等；各种香料及强烈调味品，如芥末、辣椒等也应加以控制。

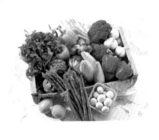

（4）忌过甜、过咸、过热及生冷食物。

（5）建立合理的饮食习惯和结构，规律进餐并少量多餐，在急性活动期每天 4～6 餐，避免餐间零食和睡前进食，使胃酸分泌有规律。症状控制后，尽快恢复正常规律饮食，每餐不宜过饱，以免胃窦部过度扩张，并刺激胃酸分泌。症状较重的患者应以面食为主，因面食含碱，柔软，易消化并能中和胃酸，不习惯面食则以软饭，米饭代替。进食时心情舒畅，细嚼慢咽。

2. 用药指导

（1）对正在服用诱发或加重溃疡药物的患

者,应立即停药可咨询医师改服其他药物,说明继续服用如水杨酸、非甾体抗炎药、激素、利血平和等药物的危害。

(2)如制酸剂凝胶,最常见为氢氧化铝凝胶应饭前服。

(3)抗胆碱能药如阿托品,颠茄合剂,甲氧氯普胺(胃复安)等宜在饭前半小时和睡前服用,该类药物有口干,视力模糊,心动过速等副作用。

(4)H_2受体拮抗剂可使壁细胞分泌胃酸减少,促进溃疡愈合。常见有西咪替丁、雷尼替丁、法莫替丁等,宜在进餐时与食物同服或睡前服用。

(5)枸橼酸分泌钾用温开水于餐前吞服;硫糖铝片应咀嚼碎后于餐前用温水服用。

||| 33 |||

肠易激综合征

一、疾病简介

肠易激综合征是一种以腹痛或腹部不适伴排便习惯改变（腹泻、便秘）为特征的功能性肠病，须经检查排除可引起这些症状的

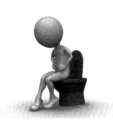

器质性疾病，是一种生物-心理-社会病症，其发病率相当高，患者生存质量下降，治疗困难，因而被逐渐引起重视。

二、常见病因

肠易激综合征的病因和发病机制尚未完全阐明，目前认为其病理生理学基础是胃肠动力学异常和内脏感觉异常，但造成这些变化的机制复杂。主流观点认为是由于遗传（基因）和环境（如社会压力）等因素造成中枢神经和肠神经丛的调节失衡，从而导致肠运动力和感觉异常，引起症状。肠易激综合征还是一种多因素引起的疾病，目前对其病因和发病机制的研究也从多方面开展，提出不同观点，如肠道动力和肠道平滑肌功

能障碍、内脏感觉异常、脑-肠轴学说、精神心理因素、消化道激素及全肠道感染等。

三、常见症状

1. 腹痛、腹部不适

常沿肠管有不适感或腹痛,可发展为绞痛,持续数分钟至数小时,在排气排便后缓解。有些食物如粗纤维蔬菜、粗质水果、浓烈调味品、酒、冷饮等,可诱发腹痛。但腹痛不进行性加重。睡眠时不发作。

2. 腹泻或不成形便

常于餐后,尤其是早餐后多次排便。亦可发生于其余时间,但不发生在夜间。偶尔大便最多可达 10 次以上。但每次大便量少,总量很少超过正常范围。有时大便仅 1～2 次,但不成形。腹泻或不成形便有时与正常便或便秘相交替。

3. 便秘

每周排便 1～2 次,偶尔 10 余天 1 次。早期多间断性,后期可持续性而需服用泻药。

4. 排便过程异常

患者常出现排便困难,排便不尽感或便急等症状。

5. 黏液便

大便常带有少量黏液。但偶有大量黏液或黏液管型排出。

6. 腹胀

白天明显、夜间睡眠后减轻,一般腹围不

增大。

四、预防与治疗

1. 预防

肠易激综合征属于功能性疾病,其病因尚未完全明了,目前尚无有效预防方法,目前主要通过生活和饮食调节预防疾病发作来减轻痛苦。比如避免诱发因素,饮食选用易消化、少脂肪,禁食刺激性、敏感性食品。对便秘、腹胀者,可适当多吃些富含纤维素,但不易产气的饮食,避免过食及零食。以腹泻为主的患者,应少吃含粗纤维的食品。

2. 治疗

（1）精神治疗。精神状态与肠道症状密切相关。首先患者要清醒地认识到该病与精神心理有明确的相关性,另外也要明确肠易激综合征非器质性病变,且通过治疗可很好

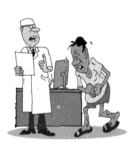

地得到控制。因此,患者应消除恐惧心理,树立战胜疾病的信心。必要时应用药物镇静、抗抑郁治疗。

（2）药物治疗。腹泻为主的患者,轻型腹泻无须特殊药物处理,仅通过生活方式改善及饮食调节及即可。中重度腹泻根据病情严重程度可

选用蒙脱石散、小檗碱、洛哌丁胺、美贝维林等药物止泻。另外还可服用益生菌调节肠道菌群改善肠道功能。

便秘为主的患者，可进食有软化和扩大粪便容积的食物，如粗纤维多的食物，适量多饮水，定时排便。严重便秘者可口服乳果糖、甘露醇或者开塞露纳肛等方法辅助通便。

腹痛为主的患者，注意情绪与腹痛的关系，可采用暗示疗法或局部热敷、理疗、按摩或封闭。必要时可在医师指导下应用解痉镇痛药物。

五、护理小贴士

肠易激综合征饮食注意事项如下。

（1）规律饮食：一日三餐应做到定时、定量，不过分饥饿，不暴饮暴食，这样有利于肠道消化吸收的平衡，避免无节制饮食所致的肠道功能紊乱。

（2）饮食宜清淡、易消化，忌食生冷、辛辣食物：生冷、辛辣食物具有刺激性，可使腹痛和腹部不适症状加重。

（3）避免过度饮酒和摄入咖啡因：酒精是胃肠道激动剂，应尽量避免摄入；而咖啡作为结肠刺激物可引起腹部不适，也应尽量不摄入。

（4）减少摄入高脂饮食：高脂饮食也会影响胃肠运动功能，如给予过多脂肪，肠内潴留气体增加，可以加重症状，尤其是胀气。

||| 34 |||

痔疮

一、疾病简介

痔疮是最常见的肛肠疾病,任何年龄均可发病,随着年龄的增长,发病率增高。内痔是肛垫的支持

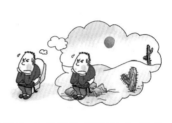

结构、静脉丛及动静脉吻合支发生病理性改变或移位。外痔是齿状线远侧皮下静脉丛的病理性扩张或血栓形成。当内痔发展严重时,通过丰富的静脉丛吻合支与外痔相互融合时则形成混合痔。

二、常见病因

造成痔疮的原因很多,最直接的原因是直肠静脉血液回流不畅。人在长期的站立或坐位或者长期负重远行,因为身体重力和脏器压迫直肠静脉,导致静脉回流受限及盆腔内血流缓慢,从而造成了痔静脉太过充盈、血管容易淤血扩张,从而导致了痔疮的生成。还有一个病因是肛门部感染,痔静脉丛因急慢性感染发炎、抵抗力不足而致扩大曲张,慢慢地逐渐加重生成痔块。

三、常见症状

外痔的主要临床表现是肛门不适、潮湿不洁或伴瘙痒,平时无特殊症状,发生血栓及炎症时可有肿胀、疼痛。

内痔的主要临床表现是出血和脱出。无痛间歇性便后出鲜血是内痔的常见症状。未发生血栓、嵌顿、感染时内痔无疼痛。一部分患者可存在排便困难。

内痔分度	分度标准
Ⅰ度	排便时出血,便后出血可自行停止,痔不脱出肛门
Ⅱ度	常有便血,排便时脱出肛门,排便后自动还纳
Ⅲ度	痔脱出后需要用手辅助还纳
Ⅳ度	痔长期在肛门外,不能还纳

其中,Ⅱ度以上的内痔多形成混合痔,表现为内痔和外痔的症状同时存在,呈环状脱出肛门外,可出现疼痛不适、瘙痒,其中瘙痒常由于痔脱出时有黏性分泌物流出。

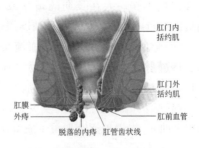

肛门内括约肌

肛门外括约肌

肛前血管

肛膜外痔

脱落的内痔   肛管齿状线

四、预防与治疗

1. 预防

预防痔疮发作需做到七忌。

（1）忌饮酒：饮酒可使痔静脉充血、扩张，痔核肿胀。

（2）忌辛辣：嗜食如辣椒、大蒜、生姜辛辣食物等，可促使痔疮充血，从而加剧疼痛。

（3）忌饱食：暴饮暴食、进食过饱，会加大痔疮的发病程度。

（4）忌久坐：久坐不运动，会使腰、臀部的血液循环受到障碍，而加重痔疮的病情。

（5）忌紧腰：过紧束缚腰部，会妨碍腹腔及肛门的血液回流，影响肠的正常蠕动，给排便带来痛苦。

（6）忌憋便：粪便在肠道里滞留的时间长了，水分被过多吸收便会干硬，造成患者排便困难、腹压增加、痔裂出血。

（7）忌讳疾：痔疮患者不能因为部位特殊而不好意思就医，或者认为是小毛病而不予重视，导致病情严重给尽快治愈带来难度。

2. 治疗

（1）内服药、外用药及贴药疗法。内服药、外用药及贴药保守治疗能改善症状，但见效慢，且很难彻底消除病灶。

（2）手术疗法。保守疗法效果不佳，病情反复且病情较重者应手术治疗。

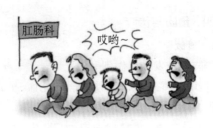

五、护理小贴士

痔疮术后排便困难解决方法。

（1）痔疮手术后当天或第 2 天，多因麻醉影响，手术刺激，伤口疼痛或敷料压迫，引起反射性膀胱颈部括约肌疼痛、痉挛致术后排尿困难。

（2）此类患者应饮浓茶或糖开水使尿量增多，刺激膀胱，增强尿意，也可放松压迫伤口的敷料，促使排尿。仍不能排尿者，遵医嘱给予导尿。

（3）术后 3 天尚无便意者，指导患者适当增加一些含油脂的食物，如芝麻、肉汤等，也可晚上睡前用开水冲服少量麻油或蜂蜜，经上述食疗后，一般能排出大便。若不能排出，可用开塞露。

35

乙型肝炎

一、疾病简介

乙型肝炎简称乙肝,是由乙肝病毒(HBV)引起的、以肝脏炎性病变为主并可引起多器官损害的一种传染病。据统计,全世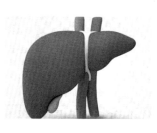界无症状乙肝病毒携带者(HBsAg 携带者)超过 2.8 亿,我国约有 1.25 亿人携带乙肝病毒,其中乙肝患者大约有 3 000 万,已经成为乙肝病毒的重灾区。乙肝的特点为起病较缓,以亚临床型及慢性型较常见。

二、常见病因

乙型肝炎是由乙肝病毒感染引起的传染性疾病,主要是通过血液、母婴和性接触进行传播。

(1)血液传播。输入含有乙型肝炎病毒的血液和血制品,不洁的医疗器械、手术、拔牙、文身、针灸、穿耳孔等都有机会造成血液的接触而传染乙肝病毒。

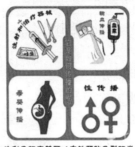

乙型肝炎的传播与预防

注射乙肝疫苗可以有效预防乙型肝炎

（2）母婴垂直传播。主要传播渠道为宫腔内传播、分娩过程传播和分娩过后的接触传播。围产期传播是乙肝母婴传播的主要方式，孩子多在出生时接触母亲的血液和体液被感染。感染的年龄越小，越可能成为慢性乙肝。

（3）性生活传播。乙肝病毒可以通过精液和阴道分泌物进行传播。

三、常见症状

乙肝的临床表现形式多样，临床分为：急性乙肝、慢性乙肝、HBV 携带者、乙肝肝硬化或肝癌等。

急性乙肝就是感染乙肝病毒 6 个月之内，出现肝区不适、隐痛、全身倦怠或乏力、食欲缺乏、恶心、厌油、腹泻，有时低热，严重者可能出现黄疸。如果延误治疗，少数患者会发展成为重症肝炎，表现为肝功能损害急剧加重，直到衰竭，同时伴有肾衰竭等多脏器功能损害,患者会出现持续加重的黄疸、少尿、无尿、腹水、意识模糊、昏迷。

慢性乙型肝炎就是急性 HBV 感染超过 6 个月者,或者发现 HBsAg 阳性超过 6 个月,或者慢性肝病患者的体征如肝病面容,肝掌,蜘蛛痣和肝、脾肿大等。

四、预防与治疗

1. 预防

(1) 注射疫苗。注射乙肝疫苗是预防乙肝的最有效手段。我国乙型肝炎的预防任重而道远,全体新生儿乙肝疫苗免疫是预防乙型肝炎的重中之重。除新生儿免疫外,处于 HBV 感染高度危险状态的易感者(体内没有乙肝病毒抗体的人)也应接种乙肝疫苗。

(2) 切断传播途径的方法。①杜绝不安全注射和使用污染的血液制品等;②避免用消毒不彻底的工具文身、穿耳洞、针灸等;③避免和别人共用容易被血污染的牙刷、剃须刀等日常生活用品;④避免无保护的性行为。

2. 治疗

(1) 急性乙肝的治疗。急性乙肝初期的治疗非常重要,要早发现,早治疗,尽量减少和避免病情发展或迁延不愈。

治疗原则:强调隔离、充分休息、合理饮食、适当增加营养,临床以对症治疗为主,用药以退黄、降酶、保肝、提高机体免疫力为总则。先进行保肝治疗，然后再进行抗病毒治疗。抗病毒治疗的药物有拉米夫定、阿德福韦酯、替比夫定、恩替卡韦、普通干扰素和聚乙二醇化干扰素等。

（2）慢性乙肝的治疗。对于病情活动、HBV复制活跃的慢性乙肝患者应该进行长期规范的抗病毒治疗，如果不进行抗病毒治疗，将有15%～25%的患者最终将进展为肝硬化和肝癌。通过长期抗病毒治疗，可使乙肝病毒 DNA 下降、乙肝表面抗原转阴、肝功能恢复和组织学改善等。

（3）无症状携带者无须治疗。无症状慢性携带者基本无传染性，肝脏无明显损害，不影响正常的生活、学习和工作。由于这类患者常处于免疫耐受状态，很难激发对病毒的免疫清除，所以不宜对这种人进行各种"抗病毒治疗"及所谓的"保肝治疗"。

五、护理小贴士

1. 乙肝病毒携带者须知

（1）目前医学界尚无根治乙肝的良药。

（2）不要乱投医、乱服药、听信任何偏方或不实的广告，请去正规大医院就诊。

（3）不要喝酒，避免熬夜，不能献血。

（4）定期做肝功能检测和 B 超检查。

（5）只有在肝功能持续出现不正常的情况下，才需要进行治疗。

（6）大多数乙肝病毒携带者适当保养，定期检查和规律生活都会一生与乙肝病毒和平相处、平安度过一生。

（7）如果孕妇是感染者，那么请在医师的指导下在分娩后及时给孩子注射乙肝免疫球蛋白和 3 针乙肝疫苗，有 95% 的机会可以成功阻断母婴传播。

2. 乙肝病毒感染实验室检测

乙肝病毒感染实验室检测常用血清学指标及其临床意义。

序号	检验名称					临床意义
	HBsAg	HBsAb	HBeAg	HBeAb	HBcAb	
1	+	－	+	－	+	病毒在强复制（大三阳）
2	+	－	－	+	+	病毒低水平复制（小三阳）
3	+	－	－	－	+	病毒复制弱或基本停止
4	－	－	－	+	+	感染恢复期
5	－	+	－	－/+	+	感染后恢复，已产生免疫力
6	－	+	－	－	－	乙肝疫苗注射后已产生免疫力
7	－	－	－	－	+	旧感染→新感染→变异

36

肺结核

一、疾病简介

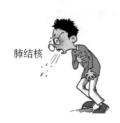

肺结核

结核病是由结核分枝杆菌引起的慢性传染病，可侵及许多脏器，以肺部结核感染最为常见。排菌者为其重要的传染源。人体感染结核菌后不一定发病，当抵抗力降低或细胞介导的变态反应增高时，才可能引起临床发病。若能及时诊断，并予合理治疗，大多可临床痊愈。

二、常见病因

结核菌属于放线菌目，分枝杆菌科分枝杆菌属，为有致病力的耐酸菌。结核分枝杆菌的生物学特性：抗酸性；生长缓慢；抵抗力强；菌体结构复杂。

三、常见症状

1. 呼吸系统症状

（1）咳嗽、咳痰。以轻度刺激性干咳为主。

（2）咯血。少数严重者可大量咯血。

（3）胸痛。炎症波及壁层胸膜。

（4）呼吸困难。重症及结核性胸膜炎大量胸腔积液。

2. 全身症状

（1）午后低热。

（2）盗汗、乏力、食欲缺乏、体重下降、月经失调等。

四、预防与治疗

1. 预防

（1）控制传染源：全程督导化疗。

（2）切断传播途径。①保持空气新鲜，可有效降低结核病传播；②呼吸道隔离；③餐具煮沸消毒或用消毒液浸泡消毒；④衣物等污染物可用曝晒等方法进行杀菌处理。

（3）保护易感人群。①卡介苗（BCG）接种；②显著降低儿童发病及其严重度；③对象：未感染的新生儿，接种后仍需与结核患者隔离；④化学药物预防

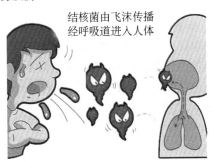

结核菌由飞沫传播
经呼吸道进入人体

2. 治疗

（1）一般治疗。包括加强营养,保证充足的睡眠,适当运动,增强免疫力等。

（2）抗结核治疗。目前常用的抗结核药物包括异烟肼(INH)、利福平(RFP)、乙胺丁醇(EB)、吡嗪酰胺(PZA)、链霉素(SM)5 种,这 5 种药物被称为一线药物,根据患者的病情选择不同的抗结核方案。

五、护理小贴士

1. 清洁与舒适

尽力改善患者的生活条件与居住环境,室内应定时通风,特别是晨起、午后、夜间睡觉前。有盗汗应及时用温毛巾擦干汗液,勤换内衣,必要时每天更换床单,有条件者每天淋浴。

2. 休息与活动

早期需卧床休息,随体温恢复,可下床活动,参加户外活动及适度的锻炼,以不引起疲劳或不适为宜。

3. 饮食

采取优良的均衡饮食,多食肉类、蛋类、牛奶及水果等高蛋白富含钙、维生素的食物。若有大量盗汗应监测患者液体摄入量与排出量,给予足够的水。

37

腱鞘炎

一、疾病简介

腱鞘位于手和足部
的关节附近、肌肉长腱
的周围。由于这些部位
活动频繁,损伤机会多,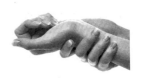
倘若不注意,长期的摩擦、慢性劳损或寒冷等刺
激,可使肌腱与腱鞘发生无菌性炎性反应,局部
出现渗出、水肿,久之腱鞘机化,鞘壁肥厚,管腔狭
窄,肌腱在腱鞘内活动受限而引起临床症状(疼
痛和功能障碍)的即为腱鞘炎。

二、常见病因

腱鞘炎是一种很常见的疾病,可以是受伤、
过度劳损(尤其见于手及手指)、骨关节炎、一些免
疫疾病,甚至是感染也有可能引起。一些需要长
期重复劳损关节的职业,如打字员、器乐演奏家、
货物搬运工或需要长时间电脑操作的行业等,甚
至长时间玩手机都会引发或加重此病。

三、常见症状

1. 疼痛

多数不能明确指出疼痛的部位,只诉关节

"别扭",运动时关节内酸胀或发不出力的感觉,有时感到条带状疼痛。

2. 局部肿胀

发病肌腱会有条索状隆起,程度不一。

3. 功能障碍

腱鞘炎会影响受损部位发力,导致动作变形,或因头痛能不能运动。

4. 晨僵

部分患者早晨起床时会出现受损部位僵硬,适当活动后症状缓解。

四、预防与治疗

1. 预防

腱鞘炎最主要的病因是过度重复劳动,因此最佳预防方式是劳逸结合,避免过度重复劳动。

2. 治疗

(1)一般治疗。患处可用热疗、按摩及充分休息,特别要减少引起疾病的劳动。

(2)药物治疗。由于腱鞘炎会出现疼痛的症状,而药物治疗就是很多人的首选治疗方法,因为当疼痛发生的时候我们首先想到的就是止痛,药物可选用舒筋活血药物,也可患处涂抹止痛类药膏,严重者可口服止痛药。

(3)封闭治疗。可使早期腱鞘炎得到缓解,每周封闭一次,也是治标不治本,一旦不封闭,疼痛就会再次出现。

(4)针灸治疗。对于针灸按摩师的要求比较高,如果没有经过严格的理论培训和临床试验做保证,则会耽误病情。并且周期较长,效果也不明显,患者个体差异较大。

(5) 手术治疗。上述方法治疗无效或反复发作时,应做腱鞘切开术,术后应早期做屈伸手指活动,防止肌腱粘连。术后 1 个月内避免手工劳动。

五、护理小贴士

1. 手指滑板,腱鞘炎划掉

玩滑板不仅可以用脚,还可以用手来代替,当然你要准备一个示指可以掌控的微型滑板才行。如果是初学者的话,可以在桌子上练习简单的前进后退,等到手指可以掌控滑板的时候,你可以尝试各种新鲜刺激的玩法。比如,飞跃鼠标,跳过装水的纸杯而不掉落。丰富你的手指滑板动作,让你的手灵动起来,自然可以和腱鞘炎划清界限,预防腱鞘炎。

2. 手指走路,腱鞘炎拜拜

手指走路方法多样,你可以走"一"字步,可以走"米"字步,可以走"S"路线,太极八卦路线,随心所欲。而且,手指走路可以增加大脑的血流量,激活一些处于睡眠状态的脑细胞,训练大脑的协调功能,还可以提高免疫力。手指操让你手指灵动,而且还可以帮助你预防腱鞘炎。所以,赶快让你的手指走起来,甩掉腱鞘炎。

38

痛风

一、疾病简介

痛风是慢性嘌呤代谢障碍所致的一组异质性代谢性疾病。痛风的生化标志是高尿酸血症。

二、常见病因

（1）原发性痛风属遗传性疾病，由先天性腺嘌呤代谢异常所致，大多数有阳性家族史，属多基因遗传缺陷，但其确切原因不明。继发性痛风可由肾病、血液病、药物及高嘌呤食物等多种原因引起。

（2）酗酒，过度疲劳，关节受伤，关节疲劳，手

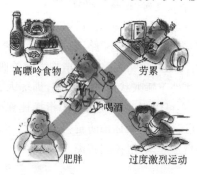

高嘌呤食物　　　　　劳累

喝酒

肥胖　　　　　过度激烈运动

术,感染,寒冷,摄入高蛋白和高嘌呤食物等为常见的发病诱因。

三、常见症状

（1）无症状期：仅有血尿酸持续性或波动性增高。

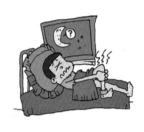

（2）急性关节炎期：多于春秋发病，为痛风的首发症状。表现为突然发作的单个、偶尔双侧或多个关节红肿热痛、功能障碍，可有关节腔积液，伴发热、白细胞计数增多等全身反应。常在午夜或清晨突然发作，多呈剧痛，因疼痛而惊醒，数小时出现受累关节的红肿热痛和功能障碍。

（3）痛风石期：痛风石是痛风的一种特征性损害，由尿酸盐沉积所致。痛风石可存在于任何关节、肌腱和关节周围软组织，导致骨、软骨的破坏及周围组织的纤维化和变性。

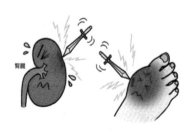

（4）肾病变期：主要表现在两个方面：①痛风性肾病：早期仅有蛋白尿，而后伴血尿增多，晚期可有肾功能不全表现；②尿酸性肾石病。

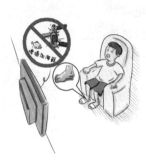

四、预防与治疗

1. 预防

（1）控制总热量及蛋白质摄入，避免进食高嘌呤食物，如动物内脏、鱼虾类、蛤蟹、肉类、菠菜、蘑菇、黄豆、扁豆、豌豆、浓茶等。

（2）饮食宜清淡易消化，忌辛辣和刺激性食物。

（3）多进食碱性食物，如牛奶、鸡蛋、马铃薯、各类蔬菜、柑橘类水果。

（4）严禁饮酒，每天至少饮水 2 000 ml。

（5）肥胖者应适当运动，减轻体重。

2. 治疗

（1）急性期。可使用秋水仙碱抗痛风治疗或应用非甾体类抗炎药阵痛抗感染治疗。

（2）非急性期。服用苯溴马隆、别嘌醇片、丙磺舒等降尿酸治疗。

（3）治疗痛风石。若痛风石严重影响关节功能或持续剧烈疼痛可考虑手术取石。

五、护理小贴士

如何保护关节？

（1）尽量使用大肌群，如能用肩部负重者不用手提，能用手臂者不要使用手指。

（2）避免长时间持续进行重体力劳动。

（3）经常改变姿势，保持受累关节舒适。

（4）若有关节局部温热和肿胀，尽可能避免其活动。如运动后疼痛超过 1～2 小时，应暂时停止此项运动。

（5）急性期应卧床休息，抬高患肢，避免受累关节负重。可在床上安放支架支托盖被，减少患部受压。待关节痛缓解 72 小时后方可活动。

（6）关节受累时可用夹板固定制动，也可冰敷或 25% 硫酸镁湿敷，消除肿胀和疼痛。

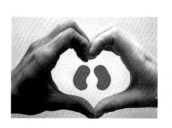

39

缺铁性贫血

一、疾病简介

缺铁性贫血是体内储存铁缺乏,导致血红蛋白合成减少而引起的一种小细胞低色素性贫血,是各类贫血中最常见的一种,主要见于生长发育期的儿童和育龄妇女。

二、常见病因

(1)铁摄入不足。儿童、妇女缺铁性贫血的主要原因。

(2)铁吸收不良。主要为一些导致胃酸缺乏或胃肠黏膜吸收障碍的疾病或药物所致。

(3)铁丢失过多。慢性失血是成人缺铁性贫血最常见和最重要的病因。

三、常见症状

(1)组织缺铁表现。如皮肤干燥、角化、萎缩、没有光泽,出现反甲或匙状甲;口角炎、舌炎等黏膜损害。

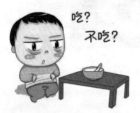

(2)神经、精神系统异常。头晕、乏力、过度兴奋、易激惹、注意力

不集中、发育迟缓等,少数人可出现异食癖。

四、预防与治疗

1. 预防

(1)加强食物铁摄入。交替摄入肉类、动物血、强化铁的辅助制品或奶制品及蔬菜等多种食物,以保证足够的铁摄入。需纠正不挑食、不偏食等不良饮食习惯。

(2)特殊人群可预防性补充铁剂。孕晚期应预防性服用铁剂,定期贫血监测,发现贫血立即矫治。哺乳期也应注意摄取含铁较丰富的食物。

(3)积极治疗原发病。积极治疗长期月经过多、牙龈出血、痔疮、消化道溃疡等慢性出血性疾病。

2. 治疗

(1)对症治疗。重度贫血患者、老年或合并心肺功能不全的贫血患者应输红细胞,纠正贫血,改善体内缺氧状态。对贫血合并的出血,感染,脏器功能不全应施予不同的支持治疗。

(2)对因治疗。在确诊以后还需要进一步查找铁缺乏的原因,以便尽可能除去导致缺铁的原因,使贫血得到彻底的治疗。

(3)补充铁剂。在去除病因的同时,应进行铁剂补充。口服铁剂为首选。

五、护理小贴士

1. 关于药物

（1）服用铁剂会有恶心、呕吐、胃部不适和排黑便等胃肠道反应。饭后或餐中服用，反应强烈者应减少剂量或从小剂量开始。

（2）避免与茶、牛奶、咖啡同服，避免同时服用抗酸要以及 H_2 受体拮抗剂，可服用维生素 C、乳酸或稀盐酸等酸性药物或事物促进铁的吸收。

（3）口服液体铁剂时使用吸管，以免染黑牙齿。

（4）服用铁剂期间，粪便会变成黑色，这是铁与肠内硫化氢作用生成黑色的硫化铁所致，不用担心。

（5）按剂量按疗程，定期复查，以保证缺铁性贫血的有效治疗。

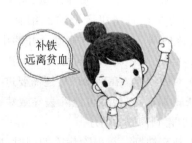

补铁
远离贫血

2. 关于饮食

（1）养成良好的饮食习惯，保持均衡饮食，不偏食不挑食，定时定量，细嚼慢咽，避免食用刺激性强的食物。

（2）挑选含铁丰富且吸收率高的食物。例如，猪肝、鸡鸭蛋汤、瘦肉、鱼虾、海带、黑木耳等。

（3）避免影响铁吸收的不合理的饮食结构和搭配，如食物中蔬菜类过多而肉、蛋类不足，富含铁的食物与牛奶、浓茶、咖啡同服等。

（4）在均衡饮食的同时，多食富含维生素 C 的食物，也可加服维生素 C，以增加食物铁的吸收。

（5）对于易患人群，可预防性的补充铁剂，如婴幼儿及时添加辅食，包括蛋黄、肉末、肝泥和菜泥等；生长发育期的青少年应避免挑食和偏食，多食一些富含铁的食物；妊娠和哺乳期的女性应增加食物铁的补充，必要时可考虑预防性补充铁剂。

（6）家庭烹饪建议使用铁制器皿，可得到一定的无机铁。

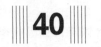

40

甲状腺功能亢进

一、疾病简介

甲状腺功能亢进症简称甲亢,指甲状腺腺体本身产生甲状腺激素(thyroid hormone,TH)过多,引起以神经、循环、消化等系统兴奋性增高和代谢亢进为主要表现的一组临床综合征。各种病因所致的甲亢中,以 Graves 病最多见。Graves病(Graves' disease,GD)又称弥漫性甲状腺肿,约占全部甲亢的 80%~85%。

二、常见病因

(1)遗传因素。GD 有显著的遗传倾向。

(2)免疫因素。最主要的免疫异常表现为抑制性 T 细胞功能缺陷,辅助性 T 细胞功能相对增强,而后者具有辅助 B 细胞合成甲状腺自身抗体的作用。

(3)环境因素。环境因素对本病的发生发展有重要影响。

三、常见症状

1. 甲状腺毒症表现

(1)高代谢综合征。疲乏无力、怕热多汗、皮肤潮湿、多食善饥、体重显著下降。

（2）精神神经系。神经过敏、好言多动、紧张焦虑、焦躁易怒等。

（3）心血管系统。心悸、胸闷、气短，第一心音亢进。

（4）消化系统。胃肠蠕动增快，排便次数增多。

（5）肌肉和骨骼系统。主要表现为甲状腺毒症性周期性瘫痪。

（6）生殖系统。女性常有月经减少或闭经。男性有勃起功能障碍，偶有乳腺发育。

（7）造血系统。淋巴细胞比例增加等。

2. 甲状腺肿

弥漫性、对称性甲状腺肿大，质地不等、无压痛。甲状腺上下极可触及震颤，闻及血管杂音。

3. 眼征

分为两类，一类为单纯性突眼，包括：①轻度突眼；②Stellwag征：瞬目减少，眼神炯炯发亮；③上眼睑挛缩，睑裂增宽；④von Graefe征：双眼向下看时，上眼睑不能随眼球下落；⑤Joffroy征：眼球向上看时，无额纹；⑥Mobius征：双眼辐辏

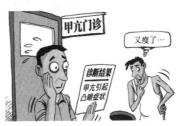

不良;另一类为浸润性突眼,与眶后组织的自身免疫炎症有关。

四、预防与治疗

1. 预防

(1)避免精神刺激或创伤,养成良好的有规律的生活、学习、工作习惯,陶冶情操,平衡心理。

(2)避免诱发甲亢的因素,沿海地区应注意膳食中含碘食物,建议勿用高碘饮食,防止碘甲亢。内陆地区(缺碘地区)适量补碘。

(3)增强体质、预防感冒,避免导致甲状腺炎伴甲亢。

2. 治疗

(1)口服药物治疗。需要长期服药,不能擅自停药,一般停药后容易引起复发。

(2)放射性碘治疗。放射性碘治疗又称为碘-131(^{131}I),是将碘标记上放射性物质后制成的。是目前甲亢的治疗方法中比较理想的,而且效果较好,为很多患者解除了甲亢病痛的折磨。

(3)手术治疗。将甲状腺大部分切除,这种甲亢的治疗方法根治率较高,但是手术治疗不可逆转,稍有不慎容易出现术后并发症。

五、护理小贴士

1. 饮食护理

(1)进食高热量、高蛋白、高维生素及矿物质丰富的食物,主食应足量,增加奶类、蛋类、瘦肉类等优质蛋白,多吃新鲜蔬菜水果。

(2) 多饮水,每天饮水 2 000～3 000 ml,但并发心脏疾病者应避免大量饮水。

(3) 避免进食浓茶、咖啡等刺激性饮料,以免引起精神兴奋。

(4) 减少芹菜、韭菜、粗粮等粗纤维摄入,以减少排便次数。

(5) 避免进食海带、紫菜、深海鱼等含碘丰富的食物,食用无碘盐,慎食卷心菜、甘蓝等易致甲状腺肿的食物。

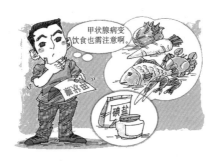

2. 眼部护理

(1) 外出戴深色眼镜,减少光线、灰尘和异物的侵害。

(2) 经常以眼药水湿润眼睛,避免过度干燥。

(3) 睡前涂抗生素眼膏,眼睑不能闭合者用无菌纱布或眼罩覆盖双眼。

(4) 当眼睛有异物、刺痛或流泪时,勿用手直接揉眼睛。

(5) 睡觉或休息时抬高头部,限制钠盐摄入,减轻球后水肿。

（6）定期做眼科角膜检查。

（7）如有畏光、流泪、疼痛，视力改变等角膜炎、角膜溃疡先兆，应及时复诊。

3. 用药护理

（1）按剂量按疗程服药，不可自行减量或停药，每天清晨起床前自测脉搏，定期测量体重。脉搏减慢、体重增加是治疗有效的指标。

（2）定期复查血象和做甲状腺功能测定。

（3）如出现感染症状、严重皮疹、中毒性肝炎等应立即停药，及时到医院就诊。

（4）妊娠期甲亢应避免各种对母亲及胎儿造成影响的因素，宜选用抗甲状腺药物治疗，禁用^{131}I治疗，慎用普萘洛尔，加强胎儿监测。

（5）产后如需继续服药，则不宜哺乳。

糖尿病

一、疾病简介

糖尿病是由遗传和环境因素相互作用而引起的一组以慢性高血糖为特征的代谢异常综合征。分为1型糖尿病、2型糖尿病、其他特殊类型糖尿病和妊娠糖尿病。

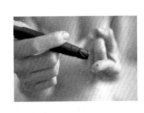

二、常见病因

1. 1型糖尿病

绝大多数是自身免疫性疾病,遗传和环境共同参与发病过程。

2. 2型糖尿病

(1)遗传易感:2型糖尿病发病有更明显的家族遗传基础。

(2)胰岛素抵抗和β细胞功能缺陷。

(3)糖耐量减少和空腹血糖调节受损。

(4)临床糖尿病。

三、常见症状

1型糖尿病多在青少年期起病,起病急,症状明显,有自发酮症倾向。某些成年患者早期临床表现不明显,甚至不需要胰岛素治疗。1型糖尿病患者一般很少肥胖,但肥胖也不能排除本病可能。

2型糖尿病多发生在成年人和老年人,患者多肥胖,起病缓慢,部分患者可长期无代谢紊乱症状,常在体检时发现高血糖。

1. 代谢紊乱症候群

多尿、多饮、多食和体重减轻。

皮肤瘙痒:由于高血糖及末梢神经病变导致皮肤干燥和感觉异常。

其他症状:四肢酸痛、麻木、腰痛、性欲减退、视力模糊等。

2. 并发症

1)急性并发症

(1)糖尿病酮症酸中毒。疲乏,四肢无力,"三多一少"症状加重,食欲缺乏,恶心、呕吐,常伴头痛、嗜睡、烦躁、呼吸深快有烂苹果味。

(2)高血糖高渗状态。严重高血糖,高血浆渗透压,脱水,无明显酮症酸中毒,常有不同程度的意识障碍和昏迷。

(3)感染。疖、痈等皮肤化脓性感染多见,可致败血症或脓毒血症。

(4)低血糖。肌肉颤抖,心悸,出汗,饥饿感,软弱无力,紧张,焦虑,流涎,面色苍白,心率加快,四肢湿冷。

2）慢性并发症

（1）糖尿病大血管病变。是糖尿病最严重而突出的并发症，病情进展快，主要表现为动脉粥样硬化。

（2）糖尿病微血管病变。是糖尿病的特异性并发症，以肾脏和视网膜病变最为重要。

（3）糖尿病神经病变。以周围神经病变最常见，通常为对称性，下肢较上肢严重，病情进展缓慢。常先出现肢端感觉异常，如袜子或手套状分布，伴麻木、烧灼、针刺感或如踏棉垫感，有时伴痛觉过敏。

（4）糖尿病足。表现为足部溃疡与坏疽，是糖尿病患者截肢、致残的主要原因之一。

四、预防与治疗

1. 预防

（1）保证充足的休息与睡眠，进行适当体育锻炼，增强免疫力，避免剧烈运动。

（2）注意保暖，避免受凉，预防细菌及病毒感染。

（3）保证饮食平衡，使体重恢复正常并保持稳定，少食含糖量高的食物。

（4）养成规律的生活习惯，戒烟酒。

2. 治疗

（1）饮食疗法。饮食治疗是治疗糖尿病的最根本的办法，不进行饮食控制的糖尿病治疗是无效的。患者应根据自己的身体情况，计算自己每天应该摄入的热量为多少，并根据这些热量的数值，合理地利用营养交换方法，科学地安排自己的饮食。

（2）运动疗法。运动疗法是治疗糖尿病最根本办法之一，推荐进行有氧运动，如步行、慢跑、骑车、游泳、扭秧歌、做健身操等，运动量每周运动5天以上，每天持续30分钟以上。

（3）口服药物治疗。通过饮食、运动疗法后血糖仍然未达标需采用药物疗法。临床常用西药有五大类，它们是磺脲类、双胍类、α-葡萄糖苷酶抑制剂类、胰岛素增敏剂类以及新型胰岛素促泌剂等。它们各自作用机制不同，所以会给不同的患者带来不同的益处，产生的不良反应也均不相同。

（4）胰岛素治疗。注射胰岛素可以为糖尿病患者带来很多好处，可以使糖尿病患者各种代谢平衡（如糖、脂肪、蛋白、矿物质等）维持在正常水平，防止或延缓并发症的发生和发展。同时它的不良反应也最小，因为注射胰岛素是一种生理疗

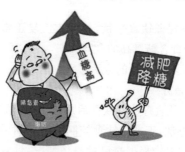

法,对肝、肾、胃等的影响很少。因此,推荐患者尽量采用胰岛素治疗糖尿病。

五、护理小贴士

1. 饮食指导

1)总热量的制定

(1)根据理想体重、工作性质、生活习惯计算每天所需总热量。

(2)男性理想体重(kg)=身高(cm)-105,女性理想体重(kg)=身高(cm)-105-2.5。成人休息状态下每天每千克理想体重给予热量25～30 kcal,轻体力劳动30～35 kcal,中度体力劳动35～40 kcal,重体力劳动40 kcal以上。

(3)孕妇、乳母、营养不良和消瘦伴有消耗性疾病者每天每千克体重酌情增加5 kcal;肥胖者酌情减少5 kcal。

2)食物的组成和分配

碳水化合物占总热量的50％～60％,蛋白质含量不超过15％,脂肪约占30％。可按每天三餐

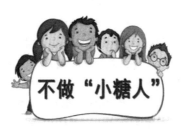

不做"小糖人"

1/5、2/5、2/5 或各按 1/3 分配。

3）其他注意事项

（1）忌吃油炸、油煎食物，炒菜宜用植物油，少食动物内脏、蟹黄、虾子、鱼子等胆固醇高的食物。限制饮酒，每天食盐<6 g。

（2）严格限制各种甜食，包括各种食糖、糖果、甜点心、饼干、水果及各种含糖饮料等。血糖控制较好者，可在两餐间或睡前加食含果糖或蔗糖的水果，如苹果、橙子、梨等。

（3）每周定期测量体重一次，适当调整饮食方案，使体重恢复正常并保持稳定。

2. 运动指导

（1）有氧运动为主，如散步、慢跑、骑自行车、做广播体操、打太极拳、球类活动等。

（2）最佳运动时间是餐后 1 小时（以进食开始计时），不宜空腹运动。

（3）合适的运动强度为：心率＝170－年龄。

（4）活动时间为 30～40 分钟。

（5）运动强度应适宜：可以微微出汗，但不能大汗淋漓；可以说话，但是不能唱歌。

（6）如血糖＜5.5 mmol/L 或血糖＞16.7 mmol/L 或出现心慌、气短、心悸、急性感染、糖尿病足等，则不宜运动。

3. 口服降糖药指导

（1）磺脲类：如格列苯脲（优降糖）、格列喹酮（糖适平）、格列美脲（亚莫利）。餐前半小时服用，最主要的不良反应是低血糖。

（2）双胍类：如二甲双胍、格华止。餐中或餐后吞服，不良反应有腹部不适、口中金属味、恶心、畏食、腹泻等。

（3）拜糖平：与第一口饭同时嚼服常有腹胀、排气增多或腹泻等症状。

4. 胰岛素使用指导

（1）未开封的胰岛素放在冰箱 4～8℃冷藏保存，正在使用的胰岛素在常温下（不超过 28℃）可使用 28 天，应避免过冷过热、太阳直晒、剧烈晃动。

（2）采用皮下注射，宜选择皮肤疏松部位，如上臂三角肌、臀大肌、大腿前侧、腹部等。腹部吸收最快。

（3）注射时需与上 1 次注射部位相距 1 cm以上。

（4）每天监测血糖 2～4 次，如发现血糖波动过大或持续高血糖，应及时就医。

（5）每次使用前应更换针头，注射后将针头丢弃。

5. 糖尿病足护理指导

（1）勤换鞋袜，每天清洗足部 1 次，10 分钟左右；水温适宜，不能烫脚，可用手肘试水温；洗完后用柔软的浅色毛巾擦干，尤其是脚趾间。

（2）皮肤干燥者必要时可涂羊毛脂，但不可常用，以免皮肤过度浸软。

（3）不要赤脚走路，外出时不可穿拖鞋，应选择柔软轻巧、透气性好、前端宽大、圆头、有带或鞋衬的鞋子,鞋底要平、厚。

(4) 新鞋第一次穿 20～30 分钟,之后再逐渐增加穿鞋时间。

(5) 穿鞋前先检查鞋子,清除异物和保持里衬的平整。

(6) 袜子选择以浅色、弹性好、吸汗、透气及散热性好的羊毛质地为佳,大小适中、不粗糙、无破洞。

(7) 指甲修剪与脚趾平齐,并挫圆边缘尖锐部分。

(8) 冬天不要使用热水袋、电热毯或烤灯保暖,谨防烫伤,同时应注意预防冻伤。

(9) 夏天注意避免蚊虫叮咬。

(10) 适当步行和进行腿部运动,促进肢体血液循环,避免盘腿坐或跷二郎腿。

6. 发生低血糖时的处理指导

(1) 神志清醒者,含 15～20 g 糖的糖水、含糖饮料或饼干、面包等,葡萄糖为佳;15 分钟后测血糖如仍低于 3.9 mmol/L,再吃含 15 g 糖的食物一份。

(2) 神志不清者应立即送往医院。

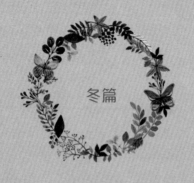

冬篇

小至

天时人事日相催　冬至阳生春又来
刺绣五纹添弱线　吹葭六管动浮灰
岸容待腊将舒柳　山意冲寒欲放梅
云物不殊乡国异　教儿且覆掌中杯

——杜甫

42

头痛

一、疾病简介

头 痛（headache）
是临床常见的症状，
通常将局限于头颅上
半部，包括眉弓、耳轮
上缘和枕外隆突连线
以上部位的疼痛统称

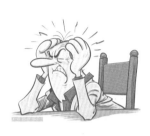

头痛。头痛病因繁
多，神经痛、颅内感染、颅内占位病变、脑血管疾
病、颅外头面部疾病以及全身疾病如急性感染、
中毒等均可导致头痛。发病年龄常见于青年、中
年和老年。

二、常见病因

1. 感染

颅脑感染或身体其他系统急性感染引发的
发热性疾病。常引发头痛的颅脑感染如脑膜炎、
脑膜脑炎、脑炎、脑脓肿、颅内寄生虫感染（如囊
虫、包虫）等。急性感染如流行性感冒、肺炎等
疾病。

2. 血管病变

蛛网膜下腔出血、脑出血、脑血栓形成、脑栓

塞、高血压脑病、脑供血不足、脑血管畸形等。

3. 占位性病变

颅脑肿瘤、颅内转移癌、炎性脱髓鞘假瘤等引起颅内压增高引发的头痛。

4. 头面、颈部神经病变

头面部支配神经痛：如三叉神经、舌咽神经及枕神经痛。头面五官科疾患如眼、耳、鼻和牙疾病所致的头痛。颈椎病及其他颈部疾病引发头颈部疼痛，且引发头晕症状。

5. 全身系统性疾病

高血压病、贫血、肺性脑病、中暑等引起头痛。

6. 颅脑外伤

如脑震荡、脑挫伤、硬膜下血肿、颅内血肿、脑外伤后遗症。

7. 毒物及药物中毒

如酒精、一氧化碳、有机磷、药物（如颠茄、水杨酸类）等中毒。

8. 内环境紊乱及精神因素

月经期及绝经期头痛。躯体化障碍及癔症性头痛。

9. 其他

如偏头痛、丛集性头痛（组胺性头痛）、肌收缩性头痛、头痛型癫痫、腰椎穿刺后及腰椎麻醉后头痛等。

三、常见症状

头痛程度有轻有重，疼痛时间有长有短。疼

痛形式多种多样,常见胀痛、闷痛、撕裂样痛、电击样疼痛、针刺样痛,部分伴有血管搏动感及头部紧箍感,以及恶心、呕吐、头晕等症状。继发性头痛还可伴有其他系统性疾病症状或体征,如感染性疾病常伴有发热,血管病变常伴偏瘫、失语等神经功能缺损症状等。头痛依据程度产生不同危害,病情严重可使患者丧失生活和工作能力,并且可继发脑栓塞等危害生命。

四、预防与治疗

1. 预防

头痛的防治应减少可能引发头痛的一切病因,包括避免头颈部的软组织损伤、感染、避免接触及摄入刺激性食物、避免情绪波动等,同时还应及时诊断及治疗继发头痛的原发性疾病。镇静药、抗癫痫药以及三环类抗抑郁药物对于预防偏

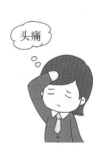

头痛、紧张性头痛等原发性头痛发作有一定效果。

2. 治疗

头痛治疗包括药物治疗和非药物物理治疗两部分。治疗原则包括对症处理和原发病治疗两方面。原发性头痛急性发作和病因不能立即纠正的继发性头痛可给予止痛等对症治疗,以终止或减轻头痛症状,同时亦可针对头痛伴随症状如眩晕、呕吐等予以适当的对症治疗。对于病因

明确的继发性头痛,应尽早去除病因,如颅内感染应抗感染治疗,颅内高压者宜脱水降颅压,颅内肿瘤需手术切除等。

1) 药物治疗

止痛药物包括:非甾体抗炎止痛药、中枢性止痛药和麻醉性止痛药。非甾体抗炎止痛药具有疗效确切,没有成瘾性等优点,是头痛最常使用的止痛药,这类药物包括阿司匹林、布洛芬、吲哚美辛、对乙酰氨基酚、保泰松、罗非昔布、塞来昔布等。以曲马多为代表中枢性止痛药,属于二类精神药品,为非麻醉性止痛药,止痛作用比一般的解热止痛药要强,主要用于中、重度程度头痛和各种术后及癌性病变疼痛等。以吗啡、哌替啶等阿片类药为代表麻醉性止痛药,止痛作用最强,但长期使用会成瘾。这类药物仅用于晚期癌症患者。除此,还有部分中药复方头痛止痛药,这类药物对于缓解和预防头痛有一定帮助。

止痛

2) 物理治疗

物理治疗包括:针灸、TENS颈部按摩、物理磁疗法、局部冷(热)敷、吸氧等。对慢性头痛呈反复发作者有效。

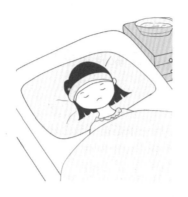

五、护理小贴士

头痛患者应减少食用巧克力、乳酪、酒、咖啡、茶叶等易诱发疼痛食物。同时饮食应清淡,忌辛辣刺激、生冷的食物,头痛发作期应禁食火腿、干奶酪、保存过久的野味等食物。

43

下肢静脉曲张

一、疾病简介

下肢静脉曲张是指下肢表浅静脉，因浅静脉瓣膜功能不全导致血液回流障碍而引起的以静脉扩张、迂曲为主要表现的一种疾病，晚期常并发小腿慢性溃疡，是外科的一种常见病。本病占周围血管疾病的 90% 以上。

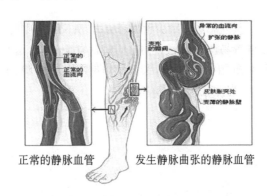

正常的静脉血管　　　　发生静脉曲张的静脉血管

二、常见病因

（1）静脉壁薄弱和瓣膜缺陷：静脉壁相对薄弱，在静脉压的作用下引起瓣窦处的扩张，导致静脉瓣膜闭合不紧，静脉血逆流。瓣膜发育不良或缺失，亦不能有效防止倒流，导致发病。

（2）静脉内压持久升高：当静脉内压力持续

升高时,瓣膜逐渐松弛、脱垂,使之关闭不全。常见于长期站立工作,重体力劳动、妊娠、慢性咳嗽、长期便秘、肥胖等。

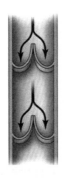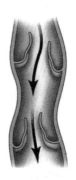

三、常见症状

(1)患者久站或长时间行走后,患肢常感酸痛、沉重、易疲劳、乏力。

(2)患肢浅静脉隆起、扩张、变曲,甚至迂曲或团块状,站立时更明显。

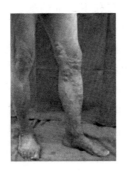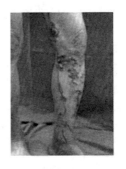

（3）肿胀：在踝部、足背可出现轻微的水肿，严重者小腿下段亦可有轻度水肿。

四、预防与治疗

1. 预防

（1）此病有遗传倾向，有静脉曲张家族史，一般在30岁左右发病，因此在儿童和青少年时期应勤于运动，增强体质，有助于防治。

（2）肥胖的人应适当减肥，肥胖虽不是直接原因，但过重的分量压在腿上可能会造成腿部静脉回流不畅，使静脉扩张加重。

（3）妇女经期和孕期等特殊时期要给腿部特殊的关照，多休息，要经常按摩腿部，帮助血液循环，避免静脉曲张。

（4）戒烟，因吸烟能使血液黏滞度改变，血液变黏稠，易淤积。口服避孕药也有类似作用，应尽量少服用。

（5）抬高腿部和穿弹力袜：抬高双腿使体位改变，帮助静脉血液回流，有利于腿部的静脉压力的降低，防止静脉曲张的形成。弹力袜要选择弹性较高的袜子（医用），在每日下床之前，将双腿举高慢慢套入。弹力袜的压力能改善且防止下肢静脉曲张。

（6）每天坚持一定时间的行走，多项研究已经证明，走路是预防静脉曲张最好的运动。每完成一次行走，足底就会像泵一样将血液送回心脏，从而防止血液倒流。

2. 治疗

下肢静脉曲张的治疗方法有 4 种，包括：压迫治疗法、药物疗法、曲张静脉硬化疗法和外科抽除手术四大类。

（1）压迫治疗法。使用循序减压静脉曲张袜，循序减压弹力袜在脚踝部建立最高支撑压力，顺着腿部向上逐渐递减。在小腿肚减到最大压力值的 70%～90%，在大腿处减到最大压力值的 25%～45%。压力的这种递减变化可使下肢静脉血回流，有效地缓解或改善下肢静脉和静脉瓣膜所承受压力。弹力袜最好是在清晨尚未起床时穿上，一直到夜间上床后再脱掉。

（2）药物疗法。药物可以通过本身含有的植物活性分子，可以有效激活麻痹的自主神经，恢复血管自主神经功能，从而阻止静脉血栓的形成，降低组织器官的纤维化，从而溶解血纤维，再生肌肤和新肉芽，彻底治愈小腿静脉曲张。

（3）硬化剂治疗。将高张性溶液（如高浓度盐水或硬化剂）注射到曲张的静脉，破坏血管内膜，使其封愈后消失。但仅能治疗小的曲张血管且治疗中可能会有剧痛，色素沉淀，甚至发炎，红肿，溃烂等后遗症，且有容易复发及复发后难以处理的问题，所以仅适用于少数患者。

（4）外科抽除手术。在腹股沟做切口，切断结扎或抽出大隐静脉，需要半身或全身麻醉，需住院 2～3 天。若静脉曲张太厉害时，可能需要数个小伤口，一段段的抽除曲张静脉。治疗完整但有皮下淤青及伤口较疼痛的缺点。血管外激光或脉冲光：和去除斑点的激光美容原理一样，优点是只需局部麻醉，治疗时间短，疼痛低，伤口相当小，不会留下难看瘢痕，可立刻行走。但只适用于微细的蜘蛛状静脉曲张，要自费且需数次疗程才有效。

五、护理小贴士

1. 高危人群如何自我防护？

（1）肥胖虽不是本病的直接病因，但过重的分量压在腿上可能会造成腿部静脉回流不畅，使静脉扩张加重。因此，肥胖者应适当减肥。

（2）长期从事重体力劳动或长期站立工作者，工作间歇多做抬腿运动或下蹲练习，以减少下肢负荷过重；经常按摩腿部，减轻肌肉酸胀痛，以促进局部血液循环。

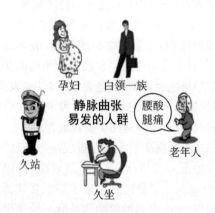

孕妇　白领一族

静脉曲张易发的人群　腰酸腿痛

久站　　久坐　　老年人

（3）白天穿弹力袜,弹力袜的压力能改善且预防下肢静脉曲张。

（4）妇女经期和孕期等特殊时期要给予腿部特殊关照,多休息,有助于血液循环,避免静脉曲张。

（5）戒烟:吸烟能使血液黏滞度改变,血液黏稠度增加易致血液淤积,导致血管堵塞。

（6）睡前热水泡脚,消除疲劳,促进下肢血液循环。

（7）休息时抬高下肢,使静脉淤血尽量向心回流,减少下肢静脉血液淤积。

（8）适当参加体育锻炼:如骑自行车、游泳等,达到促进全身血液循环,增强腿部肌肉泵的作用。

（9）口服避孕药有类似于吸烟导致的血液黏稠度增加,因此,应尽量少服用。

2. 手术治疗患者居家护理指导

（1）术后尽量少提重物,避免久行久立。

（2）适当进行轻体力运动,保持脚及腿部皮肤清洁、干燥。

（3）出院后仍需穿弹力袜或用弹力绷带 3～6 个月。

（4）休息时将患肢抬高 20°～30°。

（5）保持良好的姿势,避免久坐,坐时双膝不要交叉过久。

（6）多饮水,多吃新鲜瓜果蔬菜,保持大便通畅,避免肥胖。

（7）进行预防下肢静脉血流淤滞的体操，促进下肢静脉血液回流，防止下肢静脉淤血，减轻患肢沉重、肿胀、疼痛等一系列症状。方法如下：①全身放松，仰卧于床上，膝关节伸屈运动 10 次；②足背带动踝关节，做背屈和跖屈运动 10 次，必要时可重复；

（8）戒烟。

（9）坚持适量运动，避免剧烈运动，活动量以短时间、短距离为宜，在患肢耐受范围内逐渐增加运动量。

（10）定期复查，如若出现患肢红肿胀痛需马上就诊。

3. 弹力袜的正确选择与使用

1）弹力袜的选择

合适的弹力袜是预防下肢静脉曲张相对有效的方法之一。

（1）根据发病部位选择袜子的长短，如病变在小腿的可以选择膝长型的袜子；

（2）测量小腿最粗部分周长来确定型号；

（3）以足跟到腘窝横纹处的高度确定袜长；

（4）病变范围广时，累及大腿者可选择腿长型的弹力袜；测量臀部横纹处的腿围和小腿最粗部分周长来确定型号；足跟到臀横纹的高度确定袜长。

（5）根据需要选择不同的压力。压力分为低压、中压、高压 3 种。低压（预防型）适用于静脉曲张、血栓高发人群的日常保健预防，以及手术后或其他原因不能充分活动者；中压（治疗型）适合浅静脉曲张的治疗与预防；高压（治疗型）适合于明显的下肢静脉曲张，静脉血流淤滞，静脉炎和其他静脉疾病的患者。

2）弹力袜的使用及保存

（1）穿弹力袜应在每天早上起床前进行，若已起床应重新平卧抬起下肢 3～5 分钟，使静脉血排空再穿。

（2）每天穿戴 8 小时。

（3）夜间休息时应脱下，不可穿着休息。

（4）选用中性沐浴露，水温不超过 40℃，清水漂净弹力袜，不拧干，不暴晒、不烘干，自然平放晾干，以延长弹力袜的使用寿命。

44

腰肌劳损

一、疾病简介

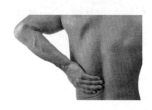

腰肌劳损，又称功能性腰痛、慢性下腰损伤、腰臀肌筋膜炎等，实为腰部肌肉及其附着点筋膜或骨膜的慢性损伤性炎症，是腰痛的常见原因之一。主要表现是腰或腰骶部胀痛、酸痛，反复发作，疼痛可随气候变化或劳累程度而变化，如日间劳累加重，休息后可减轻，时轻时重，为临床常见病，发病因素较多。其日积月累，可使肌纤维变性，甚而少量撕裂，形成瘢痕、纤维索条或粘连，遗留长期慢性腰背痛。

二、常见病因

（1）急性腰扭伤后及长期反复的腰肌劳损。

（2）治疗不及时、处理方法不当。

（3）长期反复的过度腰部运动及过度负荷，如长时期坐位、久站或从弯腰位到直立位手持重物、

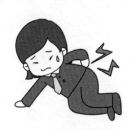

抬物,均可使腰肌长期处于高张力状态,久而久之可导致慢性腰肌劳损。

（4）慢性腰肌劳损与气候、环境条件也有一定关系,气温过低或相对湿度太大都可促发或加重腰肌劳损。

三、常见症状

（1）腰部酸痛或胀痛,部分刺痛或灼痛。

（2）劳累时加重,休息时减轻;适当活动和经常改变体位时减轻,活动过度又加重。

（3）不能坚持弯腰工作,常被迫时时伸腰或以拳头击腰部以缓解疼痛。

（4）腰部有压痛点,多在骶棘肌处,髂骨脊后部、骶骨后骶棘肌止点处或腰椎横突处。

（5）腰部外形及活动多无异常,也无明显腰肌痉挛,少数患者腰部活动稍受限。

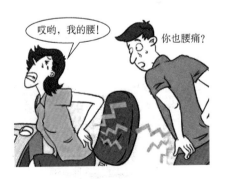

四、预防与治疗

1. 预防

（1）防止潮湿、寒冷、受凉。不要随意睡在潮湿的地方。根据气候的变化，随时增添衣服，出汗及雨淋之后，要及时更换湿衣或擦干身体。

（2）急性腰扭伤。应积极治疗，安心休息，防止转成慢性。

（3）体育运动或剧烈活动时，要做好准备活动。

（4）纠正不良的工作姿势。如弯腰过久，或伏案过低等，在僵坐 1 小时后要换一个姿势。同时，可以使用腰部有突起的靠垫为腰部舒缓压力，有助于避免出现腰肌劳损。背重物时，胸腰稍向前弯，髋膝稍屈，迈步要稳，步子不要大。

（5）防止过劳。腰部作为人体运动的中心，过度劳累，必然造成损伤而出现腰痛，因此，在各

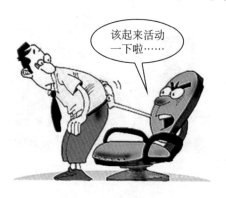

该起来活动一下啦……

项工作或劳动中注意有劳有逸。

（6）使用硬板软垫床。过软的床垫不能保持脊柱的正常生理曲度，所以最好在木板上加一张10 cm 厚的软垫。

（7）注意减肥。控制体重，身体过于肥胖，必然给腰部带来额外负担，特别是中年人和妇女产后，为易于发胖的时期，节制饮食，加强锻炼。

2. 治疗

（1）理疗、推拿、按摩等舒筋活血疗法。

（2）药物治疗。主要为消炎止痛药、注射皮质类固醇及口服非甾体抗炎药，局部外用肌松药及镇痛药。

（3）封闭疗法。有固定压痛点者，可用0.5%～1%普鲁卡因加醋酸泼尼松龙或醋酸氢化可的松作痛点封闭，效果良好。

（4）物理治疗。在医师指导下，选用适当的物理治疗，也可以增强治疗效果。目前存在较多的理疗方式，包括电磁、超声波、红外线、激光等，通过声、光、电、热等作用于人体，起到舒筋活络的作用。

（5）手术治疗。对各种非手术治疗无效的病例，可施行手术治疗。

五、护理小贴士

日常生活注意事项。

（1）通过复活肌肉、打通血路、松解筋膜等能够改善疼痛症状。

（2）通过改善肌肉状态（增加肌肉力量，改善弹性、柔韧性等），加强腰椎的稳定性、改善胸椎的灵活性等，使腰能够承担更多的负荷。

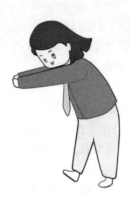

（3）纠正不良生活工作习惯、纠正错误的动作模式，改善体态（比如骨盆前倾、O 型腿、圆肩弓背等）来使身体处于一个正常的力线，以减少腰椎负荷。

45

面瘫

一、疾病简介

面瘫即面神经炎,俗称面神经麻痹(即面神经瘫痪)、"歪嘴巴"、"吊线风",是一种以面部表情肌群运动功能障碍为主要特征的疾病,中医学将其称之为"口眼涡斜""口僻""口涡"等,现代医学称为面神经麻痹,是一种临床常见病、多发病,不受年龄限制。

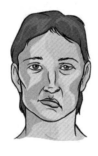 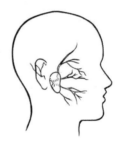

二、常见病因

引起面神经炎的病因有多种。临床上,根据损害发生部位可分为中枢性面神经炎和周围性面神经炎两种。

中枢性面神经炎病变位于面神经核以上至大脑皮质之间的皮质延髓束,通常由脑血管病、颅内肿瘤、脑外伤、炎症等引起。

周围性面神经炎病损发生于面神经核和面神经。常见病因为：①感染性病变，多由潜伏在面神经感觉神经节病毒被激活引起；②耳源性疾病，如中耳炎；③自身免疫反应；④肿瘤；⑤神经源性；⑥创伤性；⑦中毒，如酒精中毒，长期接触有毒物；⑧代谢障碍，如糖尿病、维生素缺乏；⑨血管机能不全；⑩先天性面神经核发育不全。

三、常见症状

多表现为病侧面部表情肌瘫痪，前额皱纹消失、眼裂扩大、鼻唇沟平坦、口角下垂。在微笑或露齿动作时，口角下坠及面部歪斜更为明显。病侧不能作皱额、蹙眉、闭目、鼓气和噘嘴等动作。鼓腮和吹口哨时，因患侧口唇不能闭合而漏气。进食时，食物残渣常滞留于病侧的齿颊间隙内，并常有口水自该侧淌下。由于泪点随下睑外翻，使泪液不能按正常引流而外溢。

面神经炎引起的面瘫绝大多数为一侧性，且以右侧多见，多数患者往往于清晨洗脸、漱口时突然发现一侧面颊动作不灵、口角歪斜。部分患者可有舌前 2/3 味觉障碍，听觉过敏等。

四、预防与治疗

1）非手术治疗

原则：促进局部炎症、水肿及早消退，并促进神经功能的恢复。

（1）对于周围性面神经麻痹，如为病毒感染可用抗病毒、营养神经、糖皮质激素、B族维生素等药物。

（2）保护暴露的角膜及预防结膜炎，可用眼罩，滴眼药水、眼药膏等。

（3）按摩，用手按摩面瘫面肌，每日数次，每次5～10分钟。

（4）物理疗法，常用的有超短波、低中频电疗、激光、药物导入等。

（5）针灸治疗。

2）手术治疗

在保守治疗3个月后面神经麻痹仍未恢复，测定面神经传导速度及面肌肌电图检查均无反应即无电位活动者，可采用外科手术治疗。

五、护理小贴士

（1）眼部护理。急性期减少户外活动，保持眼部清洁；可用眼罩盖住患眼或涂抹眼药膏，预防结膜及角膜感染；尽量减少用眼。

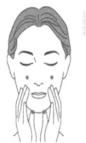

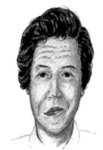

(2) 饮食护理。有味觉障碍的患者应注意食物的冷热度;避免坚硬的食物;尽量将食物放在健侧舌后方,细嚼慢咽;注意饭后及时漱口,保持口腔清洁。

(3) 康复护理。可对患侧进行热敷,促进局部血液循环。面肌开始恢复时,需做面肌的肌力训练,以训练表情肌为主,做睁眼、皱额、吸吮、翘嘴唇、开口笑、提嘴角、吹口哨、噘嘴唇、拉下颌等动作,每次约 20 分钟,每日 1 次,直至康复。

46

高血压

一、疾病简介

高血压（hypertension）是指以体循环动脉血压（收缩压和/或舒张压）增高为主要特征（收缩压≥140 mmHg，舒张压≥90 mmHg），可伴有心、脑、肾等器官的功能或器质性损害的临床综合征。高血压是最常见的慢性病，也是心脑血管病最主要的危险因素之一。

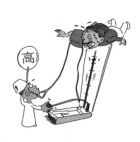

二、常见病因

（1）遗传因素。大约60％的半数高血压患者有家族史。目前认为是多基因遗传所致，30％～50％的高血压患者有遗传背景。

（2）精神和环境因素。长期的精神紧张、激动、焦虑，受噪声或不良视觉刺激等因素也会引起高血压的发生。

（3）年龄因素。发病率有随着年龄增长而增高的趋势，40岁以上者发病率高。

（4）生活习惯因素。膳食结构不合理，如过多的钠盐、低钾饮食、大量饮酒、摄入过多的饱和脂肪酸均可使血压升高。吸烟可加速动脉粥样硬化的过程,为高血压的危险因素。

(5)药物的影响。避孕药、激素、消炎止痛药等均可影响血压。

(6)其他疾病的影响。肥胖、糖尿病、睡眠呼吸暂停低通气综合征、甲状腺疾病、肾动脉狭窄、肾脏实质损害、肾上腺占位性病变、嗜铬细胞瘤、其他神经内分泌肿瘤等。

三、常见症状

高血压的症状因人而异。

(1)早期可能无症状或症状不明显,常见的是头晕、头痛、颈项板紧、疲劳、心悸等。仅仅会在劳累、精神紧张、情绪波动后发生血压升高,并在休息后恢复正常。

(2)随着病程延长,血压明显的持续升高,逐渐会出现各种症状,有头痛、头晕、注意力不集中、记忆力减退、肢体麻木、夜尿增多、心悸、胸闷、乏力等,此时被称为缓进型高血压病。

(3)高血压的症状与血压水平有一定关联,

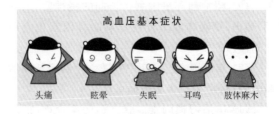

高血压基本症状

头痛　眩晕　失眠　耳鸣　肢体麻木

多数症状在紧张或劳累后可加重,清晨活动后血压可迅速升高,出现清晨高血压,导致心脑血管事件多发生在清晨。

（4）当血压突然升高到一定程度时甚至会出现剧烈头痛、呕吐、心悸、眩晕等症状,严重时会发生神志不清、抽搐,这就属于急进型高血压和高血压危重症,多会在短期内发生严重的心、脑、肾等器官的损害和病变,如中风、心梗、肾衰等。症状与血压升高的水平并无一致的关系。

（5）继发性高血压的临床表现主要是有关原发病的症状和体征,高血压仅是其症状之一。继发性高血压患者的血压升高可具有其自身特点,如主动脉缩窄所致的高血压可仅限于上肢;嗜铬细胞瘤引起的血压增高呈阵发性。

四、预防与治疗

1. 预防

高血压是一种可防可控的疾病,对血压 130～139/85～89 mmHg 正常高值阶段、超重/肥胖、长期高盐饮食、过量饮酒者应进行重点干预,定期健康体检,积极控制危险因素。

针对高血压患者,应定期随访和测量血压,尤其注意清晨血压的管理,积极治疗高血压(药物治疗与生活方式干预并举),减缓靶器官损害,预防心脑肾并发症的发生,降低致残率及病死率。

2. 治疗

（1）降压药物治疗原发性高血压。对检出的

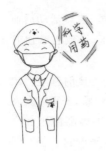

高血压患者,应使用推荐的起始与维持治疗的降压药物,特别是每日给药 1 次能控制 24 小时并达标的药物,具体应遵循 4 项原则,即小剂量开始,优先选择长效制剂,联合用药及个体化。

(2)继发性高血压的治疗。主要是针对基础病的治疗,如嗜铬细胞瘤引起的高血压,肿瘤切除后血压可降至正常;肾血管性高血压可通过介入治疗扩张肾动脉。

对基础病不能手术根治或术后血压仍高者,除采用其他针对病因的治疗外,还应选用适当的降压药物进行降压治疗。

五、护理小贴士

(1)改善生活行为。①减轻并控制体重;②减少钠盐摄入;③补充钙和钾盐;④减少脂肪摄入;⑤增加运动;⑥戒烟、限制饮酒;⑦减轻精神压力,保持心理平衡。

(2)血压控制标准个体化。由于病因不同,高血压发病机制不尽相同,临床用药分别对待,选择最合适药物和剂量,以获得最佳疗效。

(3)多重心血管危险因素协同控制。降压治疗后尽管血压控制在正常范围,血压升高以外的多种危险因素依然对预后产生重要影响。

47

冠心病

一、疾病简介

冠状动脉粥样硬化性心脏病是冠状动脉血管发生动脉粥样硬化病变而引起血管腔狭窄或阻塞,造成心肌缺血、缺氧或坏死而导致的心脏病,常常被称为"冠心病"。但是冠心病的范围可能更广泛,还包括炎症、栓塞等导致管腔狭窄或闭塞。世界卫生组织将冠心病临床类型分为五大类:无症状心肌缺血(隐匿性冠心病)、心绞痛、心肌梗死、缺血性心力衰竭(缺血性心脏病)和猝死。临床中常常分为稳定性冠心病和急性冠状动脉综合征。

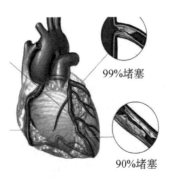

99%堵塞

90%堵塞

二、常见危险因素与诱因

冠心病的危险因素包括可改变的危险因素和不可改变的危险因素。了解并干预危险因素有助于冠心病的防治。

可改变的危险因素有：高血压，血脂异常（总胆固醇过高或低密度脂蛋白胆固醇过高、甘油三酯过高、高密度脂蛋白胆固醇过低）、超重/肥胖、高血糖/糖尿病。

不良生活方式包括吸烟、不合理膳食（高脂肪、高胆固醇、高热量等）、缺少体力活动、过量饮酒，以及社会心理因素。

不可改变的危险因素有：性别、年龄、家族史。此外，与感染有关，如巨细胞病毒、肺炎衣原体、幽门螺杆菌等。

冠心病的发作常常与季节变化、情绪激动、体力活动增加、饱食、大量吸烟和饮酒等有关。

三、常见症状

（1）典型胸痛。因体力活动、情绪激动等诱发，突感心前区疼痛，多为发作性绞痛或压榨痛，也可为憋闷感。疼痛从胸骨后或心前区开始，向上放射至左肩、臂，甚至小指和无名指，休息或含服硝酸甘油可缓解。胸痛放射的部位也可涉及颈部、下颌、牙齿、腹部等。胸痛也可出现在静息状态下或夜间，由冠脉痉挛所致，也称变异型心绞痛。如胸痛性质发生变化，如新近出现的进行性胸痛,痛阈逐步下降,以至稍事体力活动或情绪激动甚至休息或熟睡时亦可发作。疼痛逐渐加剧、变频,持续时间延长,祛除诱因或含服硝酸甘油不能缓解,此时往往怀疑不稳定心绞痛。发生心肌梗死时胸痛剧烈,持续时间长(常常超过半小时),硝酸甘油不能缓解,并可有恶心、呕吐、出汗、发热,甚至发绀、血压下降、休克、心衰。

(2)一部分患者的症状并不典型,仅仅表现为心前区不适、心悸或乏力,或以胃肠道症状为主。某些患者可能没有疼痛,如老年人和糖尿病患者。

(3)猝死。约有 1/3 的患者首次发作冠心病表现为猝死。

(4)其他。可伴有全身症状,合并心力衰竭的患者可出现。

四、预防与治疗

1. 预防

(1)防治冠心病的危险因素。患者应摄入低热量、低脂、低盐饮食,戒烟,积极治疗高血压病、糖尿病、高脂血症,定期进行心电图、血糖、血脂、血压的检查。

(2)合理安排运动锻炼。保持经常的、适度的体力劳动或进行步行、轻便体操等锻炼,以提高耐力,促进侧支循环建立,减少心绞痛发作。

(3) 在日常生活中,注意避免引发冠心病的因素,学会识别冠心病的先兆症状,合理减轻体重。

2. 治疗

1) 药物治疗

目的是缓解症状,减少心绞痛的发作及心肌梗死;延缓冠状动脉粥样硬化病变的发展,并减少冠心病病死。规范药物治疗可以有效地降低冠心病患者的病死率和再缺血事件的发生,并改善患者的临床症状。而对于部分血管病变严重甚至完全阻塞的患者,在药物治疗的基础上,血管再建治疗可进一步降低患者的死亡率。

(1) 硝酸酯类药物。本类药物主要有:硝酸甘油、硝酸异山梨酯(消心痛)、5-单硝酸异山梨酯、长效硝酸甘油制剂(硝酸甘油油膏或橡皮膏贴片)等。硝酸酯类药物是稳定型心绞痛患者的常规用药。心绞痛发作时可以舌下含服硝酸甘油或使用硝酸甘油气雾剂。对于急性心肌梗死及不稳定型心绞痛患者,先静脉给药,病情稳定、症状改善后改为口服或皮肤贴剂,疼痛症状完全消失后可以停药。硝酸酯类药物持续使用可发生耐药性,有效性下降,可间隔 8~12 小时服药,以减少耐药性。

(2) 抗血栓药物。包括抗血小板和抗凝药物。抗血小板药物主要有阿司匹林、氯吡格雷

（波立维）、替罗非班等，可以抑制血小板聚集，避免血栓形成而堵塞血管。阿司匹林为首选药物，维持量为每天 75～100 mg，所有冠心病患者没有禁忌证应该长期服用。阿司匹林的不良反应是对胃肠道的刺激，胃肠道溃疡患者要慎用。冠脉介入治疗术后应坚持每日口服氯吡格雷，通常半年到一年。抗凝药物包括普通肝素、低分子肝素、磺达肝癸钠、比伐卢定等。通常用于不稳定型心绞痛和心肌梗死的急性期，以及介入治疗术中。

（3）纤溶药物。溶血栓药主要有链激酶、尿激酶、组织型纤溶酶原激活剂等，可溶解冠脉闭塞处已形成的血栓，开通血管，恢复血流，用于急性心肌梗死发作时。

（4）β受体阻滞剂。既有抗心绞痛作用，又能预防心律失常。在无明显禁忌时，β受体阻滞剂是冠心病的一线用药。常用药物有：美托洛尔、阿替洛尔、比索洛尔和兼有α受体阻滞作用的卡维地洛、阿罗洛尔（阿尔马尔）等，剂量应该以将心率降低到目标范围内。β受体阻滞剂禁忌和慎用的情况有哮喘、慢性气管炎及外周血管疾病等。

（5）钙通道阻断剂。可用于稳定型心绞痛的治疗和冠脉痉挛引起的心绞痛。常用药物有：维拉帕米、硝苯地平控释剂、氨氯地平、地尔硫草等。不主张使用短效钙通道阻断剂，如硝苯地平普通片。

（6）肾素血管紧张素系统抑制剂。包括血管紧张素转换酶抑制剂（ACEI）、血管紧张素 2 受体拮抗剂（ARB）以及醛固酮拮抗剂。对于急性心肌梗死或近期发生心肌梗死合并心功能不全的患者，尤其应当使用此类药物。常用 ACEI 类药物有：依那普利、贝那普利、雷米普利、福辛普利等。如出现明显的干咳不良反应，可改用血管紧张素 2 受体拮抗剂。ARB 包括：缬沙坦、替米沙坦、厄贝沙坦、氯沙坦等。用药过程中要注意防止血压偏低。

（7）调脂治疗。调脂治疗适用于所有冠心病患者。冠心病在改变生活习惯基础上给予他汀类药物，他汀类药物主要降低低密度脂蛋白胆固醇，治疗目标为下降到（80 mg/dl）。常用药物有：洛伐他汀、普伐他汀、辛伐他汀、氟伐他汀、阿托伐他汀等。最近研究表明，他汀类药物可以降低发病率及病死率。

2）经皮冠状动脉介入治疗（PCI）

经皮冠状动脉腔内成形术（PTCA）应用特制的带气囊导管，经外周动脉（股动脉或桡动脉）送到冠脉狭窄处，充盈气囊可扩张狭窄的管腔，改善血流，并在已扩开的狭窄处放置支架，预防再狭窄。还可结合血栓抽吸术、旋磨术。适用于药物控制不良的稳定型心绞痛、不稳定型心绞痛和心肌梗死患者。心肌梗死急性期首选急诊介入治疗，时间非常重要，越早越好。

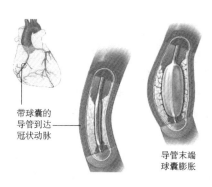

带球囊的
导管到达 ——
冠状动脉

导管末端
球囊膨胀

3）冠状动脉旁路移植术（简称冠脉搭桥术，CABG）

冠状动脉旁路移植术通过恢复心肌血流的灌注，缓解胸痛和局部缺血、改善患者的生活质量，并可以延长患者的生命。适用于严重冠状动脉病变的患者，不能接受介入治疗或治疗后复发的患者，以及心肌梗死后心绞痛，或出现室壁瘤、二尖瓣关闭不全、室间隔穿孔等并发症时，在治疗并发症的同时，应该行冠状动脉搭桥术。手术的选择应该由心内、心外科医生与患者共同决策。

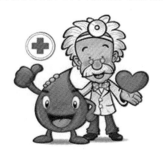

五、护理小贴士

（1）活动与休息。保持情绪稳定和充足睡眠。术后无并发症者，1周内避免抬重物，两周后可恢复日常生活，可在患者能适应的范围内，逐渐增大活动量，不可做剧烈的运动。

（2）饮食。规律进餐，低盐、低脂，每餐不宜过饱，可适当增加粗纤维饮食和黑木耳，保持大便通畅。

（3）避免危险因素。戒烟，可少量饮酒，不喝浓茶、浓咖啡，注意保暖，预防感冒，积极预防并控制感染。

（4）用药。严格遵医嘱服药，随身携带保健卡、保健盒。

（5）定期门诊复查。

48

病毒性心肌炎

一、疾病简介

心肌炎（myocarditis）是指各种原因引起的心肌的炎症性病变。

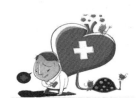

二、常见病因

（1）感染性因素。病毒如柯萨奇病毒、艾柯病毒、流感病毒、腺病毒、肝炎病毒等；细菌如白喉杆菌、链球菌等；真菌；立克次体；螺旋体；原虫等。其中病毒性心肌炎最常见。

（2）自身免疫性疾病。如系统性红斑狼疮、巨细胞性心肌炎。

（3）物理因素。如胸部放射性治疗引起的心肌损伤。

（4）化学因素。如抗生素、肿瘤化疗药物等引起的心肌损伤。

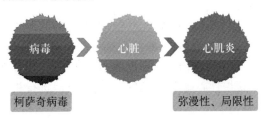

病毒 ▶ 心脏 ▶ 心肌炎

柯萨奇病毒　　　　　　　弥漫性、局限性

三、常见症状

大部分患者在发病前 1～3 周有病毒感染的临床表现,如发热、咽痛、咳嗽、呕吐、腹泻、肌肉酸痛等症状。然后出现心血管系统的症状,如心悸、胸闷、气短、胸痛等。重症患者可出现心衰、休克、晕厥、猝死等。

四、预防与治疗

1. 预防

加强身体锻炼,提高机体抗病能力,避免劳累,以预防病毒、细菌感染。

2. 治疗

无特异性治疗,治疗主要是针对病毒感染和心肌炎症。

(1)休息和饮食。应尽早卧床休息,减轻心脏负荷,进易消化和富含蛋白质的食物。

(2)抗病毒治疗。主要用于疾病的早期。

(3)营养心肌。急性心肌炎时应用自由基清除剂,包括静脉或口服维生素 C、辅酶 Q_{10}、复合维生素 B、ATP、肌苷、环磷腺苷、细胞色素 C、丹参等。

(4)糖皮质激素。不常规使用。对其他效果治疗效果不佳者,可考虑在发病 10～30 天使用。

(5)对症治疗。当出现心源性休克、心力衰竭、缓慢性心律失常和快速心律失常时进行相应对症治疗。

五、护理小贴士

主要是强调卧床休息,以减轻心脏负担和组织损伤。伴有心律失常,应卧床休息 2~4 周,然后逐渐增加活动量,严重心肌炎伴有心脏扩大者,应休息 6 个月至 1 年,直到临床症状完全消失,心脏大小恢复正常。

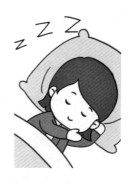

49

风湿病

一、疾病简介

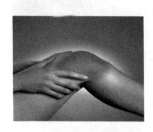

风湿性疾病（rheumatic disease）简称风湿病，是一组侵犯关节、骨骼、肌肉、血管及有关软组织或结缔组织为主的疾病，其中多数为自身免疫性疾病。发病多较隐蔽而缓慢，病程较长，且大多具有遗传倾向。其表现可为系统性的，也可呈局限性。

二、常见病因

病因不明，可能由于遗传、感染、内分泌及环境等多种因素相互作用，引起机体免疫调节功能紊乱。

三、常见症状

（1）风湿病大多有关节病变和症状，可高达70%～80%，约50%仅有疼痛，重则红、肿、热、痛及功能受损等全面炎症表现；多为多关节受累，侵及关节大小视病种而有不同。

（2）异质性，即同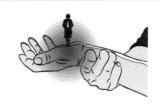一疾病，存在不同亚型。由于遗传背景、发病原因不同，机制也各异，因而临床表现的类型、症状、轻重及治疗反应也不尽相同。

（3）风湿病多是侵犯多系统的疾病，许多疾病的病理多有重叠，症状相似，如混合结缔组织病（MCTD）为这种表现的典型。

（4）血清内出现多种抗体及免疫复合物（CIC），并可沉积于组织（皮肤，滑膜）或器官（肾，肝）内致病。

（5）雷诺现象常出现于本类疾病，如 SLE，MCTD。

四、预防与治疗

1. 预防

（1）避免住在潮湿、阴冷的房子里，也不要在过于凉的地上睡觉，最好住在向阳的屋子里，时常让室内通风换气。

（2）天气冷时，要注意保暖，避免受风、受冷、受潮，可以用护膝保护膝盖。

（3）多晒太阳，温热水泡脚，洗热水澡，洗完或出过汗后应及时擦干，避免受风。

（4）适当按摩肌肉，促进血液循环，注意锻炼身体，增强抵抗力，不过不要做高强度的体力活动。

（5）不要过度忧虑，尽量保持心情愉快，也有助于病情恢复。

（6）均衡饮食，多吃新鲜蔬菜、水果，适当进食瘦肉、鸡蛋等优质蛋白，少吃脂肪多、盐多的食物，少吃辛辣、冷硬、过酸的食物，少吃海鲜等海产品。

2. 治疗

（1）非甾类抗炎药（NSAIDs）：为治疗急性风湿热及风湿性关节炎的有效药物。

（2）肾上腺皮质激素：常被用为第一线药物，有较强和快速的消除炎症及炎症反应带来的各种症状，如发热，关节肿胀和疼痛。

（3）抗风湿药物（DMARDs）：此类药物并无直接消炎止痛作用，但通过不同的机制可以起到抗炎及免疫或免疫抑制作用，可以改善关节肿胀、疼痛、僵直等症状，降低急性期反应蛋白、血沉。

（4）其他：包括雷公藤多苷、帕夫林、云克等。

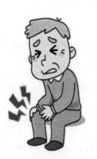
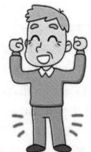

（5）手术治疗：类风湿关节炎患者，早期可作滑膜切除术，晚期可作关节置换术，或肌腱修复或转移术。

五、护理小贴士

（1）强调休息和治疗性锻炼两者兼顾的重要性。

（2）指导患者遵医嘱服药，不要随意减量或停药。

（3）嘱患者定期复查，检测血象、免疫指标以调整用药。

（4）日常生活中避免潮湿、寒冷。

50

骨质增生

一、疾病简介

骨质增生症（hyperosteogeny）多发于中年以上，一般认为由于中年以后体质虚弱及退行性变，长期站立或行走及长时间的持于某种姿势，由于肌肉的牵拉或撕脱、出血，血肿机化，形成刺状或唇样的骨质增生，骨刺对软组织产生机械性的刺激和外伤后软组织损伤、出血、肿胀而致。

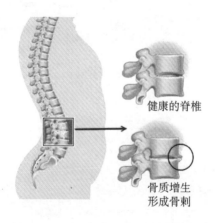

健康的脊椎

骨质增生
形成骨刺

二、常见病因

（1）病理学。不规则的软骨损害，在负重区域的软骨下骨硬化、囊肿，边缘骨赘增生，干骺端血流增加及不同程度的滑膜炎。

（2）组织学。早期软骨表面碎裂、软骨细胞增生、软骨面纵向裂开、结晶沉积，同时存在着软骨修复、骨赘增生；晚期出现软骨的彻底破坏，表现为软骨硬化、软骨消失及软骨下局灶性骨坏死。

（3）生物力学。关节软骨的可伸张性、抗压力、抗剪切力及软骨通透性降低。软骨水分增加，过度肿胀，软骨下骨硬化。

（4）生化改变。蛋白聚糖的含量（浓度）下降，其分子大小和聚集度改变，胶原纤维的大小、排列以及基质大分子的合成和降解均出现异常改变。

（5）营养学。骨质增生的根本原因是缺钙，是应力反应的结果。

三、常见症状

（1）颈椎骨质增生。以颈椎 4～6 椎体最为常见，骨质增生如果是发生在颈椎，骨刺压迫血管直接影响血液循环，表现多种多样。主要有颈背疼痛、上肢无力、手指发麻、头晕、恶心甚至视物模糊，吞咽模糊。如果骨刺伸向椎管内压迫了脊髓，还可导致走路不稳、瘫痪、四肢麻木、大小便失禁等严重后果。

（2）腰椎骨质增生。以腰 3～5 椎体最为常见。临床上常出现腰椎及腰部软组织酸痛、胀痛、僵硬与疲乏感，甚至弯腰受限。如邻近的神经根受压，可引起相应的症状，出现局部疼痛、发僵、后根神经痛、麻木等。如压迫坐骨神经可引发臀部，大腿后侧，小腿后外侧和脚的外侧面的疼痛，出现患肢剧烈麻痛、灼痛、抽痛、串痛，向整个下肢放射。

（3）膝关节骨质增生。初期，起病缓慢者膝关节疼痛不严重，有可持续性隐痛，气温降低时疼痛加重，与气候变化有关，晨起后开始活动，长时间行走，剧烈运动或久坐起立开始走时膝关节疼痛僵硬，稍活动后好转，上、下楼困难，下楼时膝关节发软，易摔倒。蹲起时疼痛，僵硬，严重时，关节酸痛胀痛，跛行走，合并风湿病者关节红肿、畸形，功能受限，伸屈活动有弹响声，部分患者可见关节积液，局部有明显肿胀、压缩现象。

四、预防与治疗

1. 预防

（1）补钙。随着寿命的延长，人体成骨能力降低，破骨能力相对加剧，即骨吸收大于骨形成，特别是 50 岁以上的妇女和老年人，逐渐发生骨质疏松，血中甲状旁腺激素增加，降钙素含量也增加。这是常见的预防骨质增生的方法。

（2）采取正确的工作、学习姿势。人体骨骼的排列是与其所承受的应力一致的，当人长期采取不正确姿势工作、学习时，如过度低头看书、弯腰拾物等，使骨骼的受力长期不均，这些预防骨质增生的方法都是比较有效的。

（3）适当的体育锻炼。适当活动，特别是关节的正确运动,可以增加关节腔内的负压,有利于关节液向关节软骨的渗透,减轻关节软骨的退变,从而减轻或预防骨刺的发生。因此,适当的体育锻炼也是预防骨质增生的好方法,减少关节的负重和过度大幅度活动。

2. 治疗

（1）直流电药物离子导入法,充分发挥药物的作用。

（2）紫外线疗法能杀菌消炎、止痛等。

（3）目前,西医对本病没有有效的药物,只能用一些止痛药和维生素。

（4）手术治疗,但是此疗法不是首选疗法。

五、护理小贴士

（1）避免在潮湿处睡卧,不要在出汗后洗凉水浴或洗脚,以防风、湿、寒三邪气对膝关节的侵害。

（2）要适当增加户外活动,尽量避免长期卧床休息,也是比较常见的骨质增生的护理方法之一。但要注意,膝关节不能过于劳累或负荷过重。

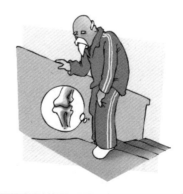

（3）早期患者最关键的护理

是稳定关节,坚持做双侧股四头肌等收缩的静力训练,即取卧或坐姿,双下肢伸直,用力绷紧大腿前方肌肉群,持续 10～20 秒,放松 5～10 秒;重复 20～30 遍;每日 4～5 次,做 3 周有效。每日坚持 0.5～1 小时步行,自我按摩双腿。

(4)关节肿胀、疼痛加重时应休息,避免深蹲、负重、上下楼梯等活动,同时配合理疗和药物治疗。症状好转后停药,坚持以上训练为主。

(5)中医中药治疗。中药外敷可消炎、止痛、活血化瘀、通经走络、开窍透骨、祛风散寒等。还可刺激神经末梢,扩张血管,促进局部血液循环,改善周围组织营养,达到消肿、消炎和镇痛的目的。

51

骨质疏松症

一、疾病简介

骨质疏松症(osteoporosis)是由于多种原因导致的骨密度和骨质量下降,骨微结构破坏,造成骨脆性增加,从而容易发生骨折的全身性骨病。骨质疏松症分为原发性和继发性二大类。原发性骨质疏松症又分为绝经后骨质疏松症(Ⅰ型)、老年性骨质疏松症(Ⅱ型)和特发性骨质疏松(包括青少年型)3 种。绝经后骨质疏松症一般发生在妇女绝经后 5~10 年内;老年性骨质疏松症一般指老人 70 岁后发生的骨质疏松;而特发性骨质疏松主要发生在青少年,病因尚不明。

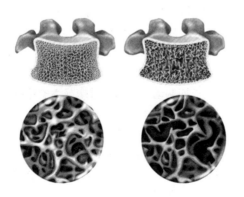

二、常见病因

（1）内分泌疾病。糖尿病（1型、2型）、甲状旁腺功能亢进症、库欣综合征（Cushing syndrome）、性腺功能减退症、甲状腺功能亢进症、垂体泌乳素瘤、腺垂体功能减退症等。

（2）结缔组织疾病。系统性红斑狼疮、类风湿关节炎、干燥综合征、皮肌炎、混合性结缔组织病等。

（3）慢性肾脏疾病。多种慢性肾脏疾病导致肾性骨营养不良。

（4）胃肠疾病和营养性疾病。吸收不良综合征、胃肠大部切除术后、慢性胰腺疾病、慢性肝脏疾患、营养不良症、长期静脉营养支持治疗等。

（5）血液系统疾病。白血病、淋巴瘤、多发性骨髓瘤、戈谢病和骨髓异常增殖综合征等。

（6）神经肌肉系统疾病。各种原因所致的偏瘫、截瘫、运动功能障碍、肌营养不良症、僵人综合征和肌强直综合征等。

（7）长期制动。如长期卧床或太空旅行。

（8）器官移植术后。

（9）长期使用下列药物。糖皮质激素、免疫抑制剂、肝素、抗惊厥药、抗癌药、含铝抗酸剂、甲状腺激素、慢性氟中毒、促性腺激素释放激素类似物（GnRHa）或肾衰用透析液等。

三、常见症状

（1）疼痛患者可有腰背酸痛或周身酸痛，负荷增加时疼痛加重或活动受限，严重时翻身、起坐及行走有困难。

（2）脊柱变形骨质疏松严重者可有身高缩短和驼背，椎体压缩性骨折会导致胸廓畸形，腹部受压，影响心肺功能等。

（3）骨折：常见部位为胸椎、腰椎、髋部、桡骨、尺骨远端和肱骨近端。

四、预防与治疗

1. 预防

（1）富含钙、低盐和适量蛋白质的均衡膳食。

（2）注意适当户外活动，进行有助于骨健康的体育锻炼和康复治疗。

（3）避免嗜烟、酗酒和慎用影响骨代谢的药物等。

（4）采取防止跌倒的各种措施，如注意是否有增加跌倒危险的疾病和药物，加强自身和环境

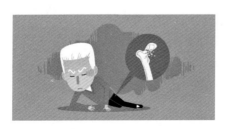

的保护措施(包括各种关节保护器)等。

2. 治疗

（1）抗骨吸收药物，包括双膦酸盐类，如阿仑膦酸盐、唑来膦酸钠、利塞膦酸钠等；降钙素类，如鲑鱼降钙素、鳗鱼降钙素等；选择性雌激素受体调节剂，如雷诺昔芬，雌激素类。

（2）其他药物，如甲状旁腺激素、锶盐雷奈酸锶、活性维生素 D、维生素 K_2（四烯甲萘醌）等。

（3）外科手术，如微创手术经皮椎体成形术和后凸成形术。

五、护理小贴士

（1）治愈或控制导致骨质疏松的基础病。

（2）将骨质疏松症的危险因素减到最小。

（3）预防初次和再发骨折。

52

卒中后遗症

一、疾病简介

中风,又称脑卒中或脑血管意外,是一组以脑部缺血或出血性损伤症状为主要临床表现的疾病,具有极高的病死率和致残率,主要分为出血性脑中风(脑出血或蛛网膜下腔出血)和缺血性脑中风(脑梗死、脑血栓形成)两大类。出血性脑中风早期病死率很高,约有半数患者于发病数天内死亡,幸存者中多数留有不同程度的运动障碍、认知障碍、言语吞咽障碍等后遗症。缺血性脑中风患者临床上以偏瘫为主要后遗症。多发生于 50 岁以后,男性略多于女性。

二、常见病因

1. 出血性脑中风

(1) 季节因素,冬季比夏季好发。

(2) 情绪激动会使血压突然升高,引起脑出血。

(3) 过度疲劳和用力过猛可引起血压升高,成为脑出血后遗症的诱因。

(4) 进食过分油腻的食物能使血液中的脂质增多,血液循环加快,血压突然上升,因而可导致脑出血。

2. 缺血性脑中风

（1）心源性脑栓塞。

（2）动脉粥样硬化，如高血脂、高血压、糖尿病。

（3）其他原因，如动脉炎症等。

三、常见症状

1. 出血性脑中风

（1）肢体功能障碍。主要表现为患侧感觉和运动功能障碍。

（2）精神和认知障碍。如人格改变、消极悲观、郁郁寡欢、精神萎靡、易激动等。

（3）言语功能障碍。

（4）吞咽功能障碍。

（5）其他症状。头疼、眩晕、恶心、失眠、多梦、注意力不集中、耳鸣、眼花、多汗、心悸、步伐不稳、颈项酸痛疲乏、无力、食欲缺乏、记忆力减退、痴呆、抑郁等。

2. 缺血性脑中风

（1）偏瘫：是最常见的脑血栓后遗症。

（2）失语：分为运动性失语（患者能听懂别人的话语，但不能表达自己的意思）、感觉性失语（无语言表达障碍，听不懂别人的话，也听不懂自己所说的

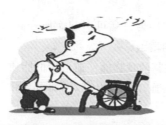

话,表现为答非所问,"自说自话")、命名性失语(看到一件物品,能说出它的用途,但却叫不出名称)。

（3）其他症状：如头疼、眩晕、恶心、失眠、多梦、注意力不集中、耳鸣、眼花、多汗、心悸、步伐不稳、颈部酸痛疲乏、无力、食欲缺乏、记忆力减退、不能耐受噪声等。

四、预防与治疗

1. 预防

（1）高血压是发生中风最危险的因素,也是预防中风的一个中心环节,应有效地控制血压,坚持长期服药,并长期观察血压变化情况,以便及时处理。

（2）控制并减少短暂性脑血管缺血发作（即一过性偏肢麻木、无力或眩晕、复视、吞咽困难、走路不稳等症状）是预防中风关键的一个环节。一旦小中风发作,须立即抓紧予以系统治疗,就有可能避免发生完全性中风。

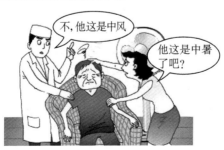

（3）重视中风的先兆征象，如头晕、头痛、肢体麻木、昏沉嗜睡、性格反常时，就应采取治疗措施，避免中风的发生。

（4）消除中风的诱发因素，如情绪波动、过度疲劳、用力过猛等，应自我控制和避免。

（5）及时治疗可能引起中风的疾病，如动脉粥样硬化、糖尿病、冠心病、高血脂病、高黏滞血症、A性行为、肥胖病、颈椎病等。

（6）饮食要有合理结构，以低盐、低脂肪、低胆固醇为宜，适当多食豆制品、蔬菜和水果。应忌烟，少酒，每日饮酒不应超过 100 ml（白酒）。定期有针对性地检查血糖和血脂。

（7）坚持体育锻炼和体力活动，能促进胆固醇分解从而降低血脂，降低血小板的凝集性，并能解除精神紧张和疲劳。

（8）要注意心理预防，保持精神愉快，情绪稳定。做到生活规律，劳逸结合，保持大便通畅，避免因用力排便而使血压急剧升高，引发脑血管病。

2. 治疗

（1）康复功能锻炼。包括面瘫的功能锻炼、语言吞咽功能训练、认知功能的训练等。

（2）肢体功能锻炼。包括转移训练、关节被动活动、诱发患者的主动运动、手功能训练、平衡协调能力的训练、步行功能训练等。

（3）理疗。包括功能性电刺激、生物反馈、经颅磁刺激、顺序循环治疗仪、针灸、高压氧等。

五、护理小贴士

（1）中风患者在气候变化时应当注意保暖，预防感冒。

（2）不要用脑过度。

（3）平时外出时多加小心，防止跌跤。

（4）起床、低头系鞋带等日常生活动作要缓慢。

（5）洗澡时间不宜太长。

（6）注意治疗基础病，防止再发脑血管病。

（7）根据不同病因，坚持治疗，定期复查必要的项目。

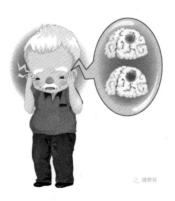

性病

一、疾病简介

性病（venereal disease）传统观念是指通过性交行为传染的疾病，主要病变发生在生殖器部位。包括梅毒、淋病、软下疳、性病性淋巴肉芽肿和腹股沟肉芽肿五种。

二、常见病因

主要通过性行为、间接接触、血液、母婴、医源性因素、昆虫、食物和水等方式传播。

三、常见症状

1. 梅毒

一期主要表现为阴部出现无痛溃疡（硬下疳），通常在受感染2～4周后开始出现。

二期主要表现为皮疹和扁平湿疣以及骨关节、眼、神经、内脏等部位的病变。

三期主要表现为神经和心血管等主要器官的严重损害症状。

2. 淋病

男性常出现尿道口溢脓，自觉尿痛、尿急、尿频或瘙痒；女性表现为外阴刺痒和烧灼感，同时伴有阴道脓性分泌物。

3. 生殖道沙眼衣原体感染

主要有尿道黏液性或黏液脓性分泌物,小便疼痛,下腹部疼痛或性交时疼痛。

4. 尖锐湿疣

主要表现为外阴部、阴道、宫颈等部位出现单个或多个乳头状、鸡冠状、菜花状或团块状的赘生物。

5. 生殖器疱疹

最初表现为阴部,大腿或臀部瘙痒或灼痒、疼痛。然后,阴部、臀部、肛门或身体的其他部位会出现多发性红斑、丘疹、水疱。初次发病还可伴随发热、头痛等全身症状。

四、预防与治疗

1. 预防

(1) 社会预防。取缔卖淫嫖娼、吸毒贩毒等,加强健康教育,使人们对性病和性行为有正确的认识,提倡洁身自爱。

(2) 个人预防。①提高道德素养,洁身自好,防止不洁性行为。②采取安全性措施,如正确使用质量可靠的避孕套;平时注意个人卫生,不吸毒,不与他人共用注射器;尽量不输血,尽量不注射血制品;有生殖器可疑症状时及时到正规医院就医,做到早发现、早治疗;配偶得性病应及时到医院检查,治疗期间最好避免性生活,需要时使用避孕套;做好家庭内部的清洁卫生,防止对衣物等生活用品的污染。

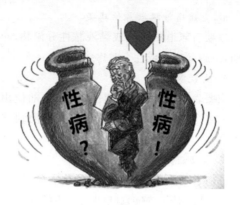

2. 治疗

（1）正规治疗。严格遵照医嘱，避免胡乱用药及不规范的治疗。很多患者症状一旦缓解或消失就停止治疗，不完成全疗程治疗，或者盲目用药，使治疗不彻底，给进一步治疗带来困难。

（2）追踪性伙伴和夫妻同治。配偶/性伴侣未及时治疗可造成双方反复感染，导致疾病久治不愈。因此，强调夫妻同查同治，以便消除传染源和防止循环传染。

（3）治疗期间要禁止性生活。性病患者在治愈前要禁止性生活，至少也应采用避孕套安全性交，以防止疾病进一步传染扩散。

（4）定期复查。如梅毒完成正规治疗后的一年内应每间隔 3 个月、第 2 年每间隔 6 个月做非梅毒螺旋体抗原的梅毒血清学检测；淋病正规治疗后第 7～10 天及第 14 天前后做淋菌检查等，来评价治疗效果和以防复发。

五、护理小贴士

部分患者心理负担过重，整天顾虑重重，即使已经治愈，还觉得有各种各样的不适感，所以摆正心态至关重要。

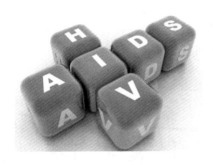

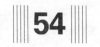

支气管炎

一、疾病简介

支气管炎是指气管、支气管黏膜及其周围组织的慢性非特异性炎症。

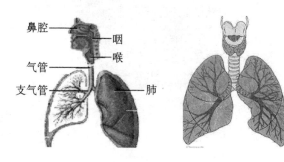

鼻腔——
——咽
——喉
气管——
支气管——
——肺

二、常见病因

当气温下降、呼吸道小血管痉挛缺血、防御功能下降等利于致病；烟雾粉尘、污染大气等慢性刺激也可致病；吸烟使支气管痉挛、黏膜变异、纤毛运动降低、黏液分泌增多有利感染；过敏因素也有一定关系。

三、常见症状

1. 急性支气管炎

初期常常表现为上呼吸道感染症状，患者通

常有鼻塞、流清涕、咽痛和声音嘶哑等临床表现。而全身症状较为轻微，但可出现低热、畏寒、周身乏力，自觉咽喉部发痒，并有刺激性咳嗽及胸骨后疼痛。早期痰量不多，但痰液不易咳出，2～3天后痰液可由黏液性转为黏液脓性。患者受凉、吸入冷空气或刺激性气体可使咳嗽加剧或诱发咳嗽。患者晨起时或夜间咳嗽常较显著。咳嗽也可为阵发性，有时呈持久性咳嗽。咳嗽剧烈时常常伴有恶心、呕吐及胸腹部肌肉疼痛。如伴有支气管痉挛，可有哮鸣和气急。一般而言，急性支气管炎的病程有一定的自限性，全身症状可在4～5天内消退，但咳嗽有时可延长数周。

2. **慢性支气管炎**

（1）咳嗽反复、咳嗽逐渐加重。

（2）咳痰。

（3）气喘。

（4）反复感染。

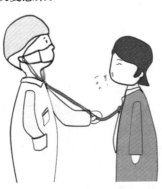

四、预防与治疗

1. 预防

（1）戒烟。为了减少吸烟对呼吸道的刺激，患者一定要戒烟。其他刺激性的气体，如厨房的油烟，也要避免暴露。

（2）促使排痰。对年老体弱无力咳痰的患者或痰量较多的患者，应以祛痰为主，不宜选用镇咳药，以免抑制中枢神经加重呼吸道炎症，导致病情恶化。帮助危重患者定时变换体位，轻轻按摩患者胸背，可以促使痰液排出。

（3）保持良好的家庭环境卫生。室内空气流通新鲜，有一定湿度，控制和消除各种有害气体和烟尘。改善环境卫生，做好防尘、防大气污染工作，加强个人保护，避免烟雾、粉尘、刺激性气体对呼吸道的影响。

（4）适当体育锻炼。增强体质，提高呼吸道的抵抗力，防止上呼吸道感染，避免吸入有害物质及过敏原，可预防或减少本病发生。锻炼应循序渐进，逐渐增加活动量。适当锻炼，增强免疫力。

（5）注意气候变化和寒冷季节。严冬季节或气候突然变冷的时候，要注意衣着冷暖，及时增加衣服，不要由于受凉而引起感冒。冬季寒冷季节室内的温度应在 $18\sim20℃$ 为宜。

2. 治疗

（1）控制感染。常用的有青霉素、红霉素、氨基苷类、喹诺酮类、头孢菌素类抗菌药物等。

（2）祛痰、镇咳。常用药物有氯化铵合剂、溴己新、氨溴索、羧甲司坦和强力稀化黏素等。

（3）解痉、平喘药物。常选用氨茶碱、特布他林等口服，或用沙丁胺醇等短效支气管舒张剂吸入。

（4）雾化疗法。

五、护理小贴士

（1）对年老体弱无力咳痰的患者或痰量较多的患者，应以祛痰为主，不宜选用镇咳药，以免抑制中枢神经加重呼吸道炎症，导致病情恶化。

（2）帮助危重患者定时变换体位，轻轻按摩患者胸背，可以促使痰液排出。

55

干眼症

一、疾病简介

干眼症是指任何原因造成的泪液质或量异常或动力学异常，导致泪膜稳定性下降，并伴有眼部不适和（或）眼表组织病变特征的多种疾病的总称。又称角结膜干燥症。

二、常见病因

电脑是白领人群工作不可缺少的工具，长时间在电脑前专注工作，正常的眨眼功能会受到抑制，眨眼频率降低，泪液不能均匀地涂抹于眼睛的表面湿润眼睛进而诱发干眼；白领们长期在空调环境中工作也是诱发干眼病的主要因素，调查结果显示，几乎80％的白领人群都有不同程度的干眼症。

三、常见症状

常见的症状是眼部干涩和异物感，其他症状有烧灼感、痒感、畏光、充血、痛、视物模糊易疲劳、黏丝状分泌物等。如果不加治疗控制，很容易出现视网膜变性、裂孔、黄斑出血、黄斑萎缩、视网膜脱离、白内障、青光眼等严重眼科疾病。

四、预防与治疗

（1）睑板腺功能障碍者应注意清洁眼睑、应用抗生素等。

（2）应用自体血清或人工泪液，严重患者应尽量使用不含防腐剂的人工泪液。

（3）佩戴湿房镜、硅胶眼罩、治疗性角膜接触镜等。

（4）避免服用可减少泪液分泌的药物，如降血压药、抗抑郁药、阿托品类似物等；有免疫因素参与的类型可加用免疫抑制剂或短期局部使用激素；手术治疗等。

（5）中医综合调理包括耳穴埋豆、中药内服和针灸配合中药超声雾化熏眼法治疗。

五、护理小贴士

（1）饮食。①食用肝脏、蛋黄、全脂奶等富含维生素 A 的食物；芥蓝、绿菜花、菠菜、油麦菜、小白菜、胡萝卜、南瓜、红心甘薯、芒果、柑橘、番木瓜等富含胡萝卜素的食物。②食用鸡蛋黄、牛奶、酸奶、动物的肝、肾、心、瘦肉、大豆、红豆、绿豆、燕麦、全麦食品、酵母等富含 B 族维生素的食物。③食用柑橘、山楂、鲜枣、猕猴桃和草莓等富含维生素 C、维生素 E 的食物。

（2）生活。①多看报纸少上网，改变依赖电脑的习惯，多找一些缓解压力的方法。②适当休息睡眠，加强眼部锻炼。避免长时间使用电脑，少接触空调及烟尘环境等干眼诱因。③每天伏案工作一段时间后，最好站在高处极目远眺，这时要以远处视野内的一个标志物为中心，保持颈部不动，让眼睛从左向右、从右向左反复移动，每回移动 30 次左右。

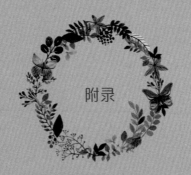

附录

大健康管理

目前,中国有了新的年龄段划分标准,45岁以下为青年,45～59岁为中年,60～74为年轻的老人或老年前期,75～89岁为老年,90岁以上为长寿老年人。中国人的平均寿命较几十年前明显延长,但是一些慢性非传染性疾病的发病率也逐年增加,人的寿命虽然延长了,但是生活质量却呈下降趋势,尤其是进入中年以后。如何提高中国人的整体生活质量已经成为备受关注的社会问题。国家卫生健康委员会以提高全民健康水平为己任,联合各级地方政府推行了一系列健康促进活动,更进一步强调了疾病的早期预防,疾病的预防并非空喊口号,而是体现在公共健康管理和公共安全管理两大方面,其中,公共健康管理包括体检、慢性非传染性疾病的预防、灾害应对;公共安全管理包括食品安全、科学健身、用药安全和睡眠管理。以上健康目标的实现,除了依靠医务人员的辛勤劳作,还要求广大群众摒弃不健康的生活方式,"管住嘴、迈开腿、多读书、少上网",按照专业人员和专业书籍的指导按部就班地管理自己的健康。

健康体检

健康体检是在身体健康时主动到医院或专门的体检中心对整个身体进行检查,主要目的是通过检查发现是否有潜在的疾病,以便及时采取预防和治疗措施。许多自以为健康的中年人健康情况很不乐观，50％以上的中年人不同程度地患有各种慢性非传染性疾病，如糖尿病、高血压、高血脂等。对于健康体检的频率，每个人应该根据自己的年龄、性别、职业、身体状况、家族病史等制订健康体检计划。健康状况良好的青壮年：每1～2年检查一次，检查的重点项目是心、肺、肝、胆、胃等重要器官，以及血压等。体质较差尤其是患有高血压、冠心病、糖尿病、精神疾病和肿瘤等带有遗传倾向类疾病家族史的人，至少每年检查一次。中老年群体患各种慢性非传染性疾病的概率增加，健康体检的间隔时间应缩短至半年左右。特别是步入 60 岁的老年人，间隔时间应在3～4 个月，检查项目由医生酌情决定，但每次都应检查血压、心电图、X线胸透片和血尿便常规。鉴于糖尿病的发病率近年来显著增高，中老年人尤其是肥胖或有高血压、冠心病病史者，每次应注意检查尿糖及血糖。如果有条件，最好每次都能由固定的医生主持检查，以便全面、系统地掌握受检者的健康状况，对受检者进行保健指导。已婚妇女除进行上述检查外，还应定期（至少每年 1 次）检查子宫和乳腺，以便早期发现妇女多发的宫颈癌和乳腺癌。

慢性非传染性疾病的预防

常见的慢性病主要有心脑血管疾病、癌症、糖尿病、慢性呼吸系统疾病，其中心脑血管疾病包含高血压、脑卒中和冠心病。慢性病的危害主要是造成脑、心、肾等重要脏器的损害,易造成伤残,影响劳动能力和生活质量,且医疗费用极其昂贵,增加了社会和家庭的经济负担。慢性病的发病原因 60% 起源于个体的不健康生活方式,吸烟、过量饮酒、身体活动不足、高盐、高脂等不健康饮食是慢性病发生、发展的主要行为危险因素。除此之外,还有遗传、医疗条件、社会条件和气候等因素的共同作用。保持健康的生活方式是预防慢性非传染性疾病的关键,"合理膳食、适量运动、戒烟限酒、心理平衡"是预防慢性病的十六字箴言。"十个网球"原则颠覆了我们以往的饮食习惯,使我们的饮食更加科学、量化、易于管理,每天食用的肉类不超过 1 个网球的大小、每天食用的主食相当于 2 个网球的大小、每天食用的水果要保证 3 个网球的大小、每天食用的蔬菜不少于 4 个网球的大小。"十个网球"原则已经成为新的健康饮食标准。此外,每天还要加"四个一",即 1 个鸡蛋、1 斤牛奶、1 小把坚果及 1 块扑克牌大小的豆腐。

灾害应对

由于环境污染和人类不合理的开发,自然灾害发生的频率也呈现增加的趋势,地震、海啸、台风、泥石流、恶劣天气等每天都在世界各地轮番上演。自然灾害在给人类生产、生活造成不便外,也带来一系列公共卫生问题。一些传染病经常随着自然灾害的发生伺机蔓延,在抗震救灾的同时,卫生防护工作同样作为灾害应对的重点内容。国家卫生健康委员会每年都会发布各类灾害的公共卫生防护重点。比如,台风后的灾害防病要点为:清理受损的房屋特别是处理碎片时要格外小心;在碎片上走动时,需穿结实的鞋子或靴子,以及长袖衣服,并戴上口罩和手套;被暴露的钉子、金属或玻璃划伤时,应及时就医,正确处理伤口,根据需要注射破伤风针剂;不要生吃被掩埋和洪水浸泡过的食物;不要在密闭的避难所里使用木炭生火和使用燃油发电机,以免由于空气不流通导致一氧化碳中毒。此外,国家卫生健康委员会在全国自然灾害卫生应急指南中就每一种自然灾害都提出了相对应的卫生策略,其共同点是保护水源、食品的卫生,处理好排泄物,做好自身清洁防护工作。灾害无情,每个人参与其中,学会合理应对才能将损失降至最小。

食品安全

食品安全是目前全球关注的话题,因为食品安全是人类安身立命之本,食品不安全也是各种疾病的源头。不健康的饮食不仅会带来高血压、高血脂、糖尿病、肥胖等慢性病,还可能造成一些食源性疾病,包括食物中毒、肠道传染病、人畜共患传染病、寄生虫病等。关于食品安全,国家每年都会出台若干项食品安全标准,并将食品安全上升到立法的高度,形成了《中华人民共和国食品安全法》，严格规范食品添加剂的使用和食品的生产销售流程。作为一名中国公民，我们有责任履行《食品安全法》的规定，从自身做起，不购买、销售、食用存在安全风险的食品，坚持使用有正规渠道的食品，选择绿色健康食品，并非沉迷于宣传广告所说的"有机食品"，形成正确的食品观；除此之外，我们每个人都有监督管理的权利和义务，发现市场上销售和使用安全隐患的食品后，我们可以向食品管理相关部门检举或者投诉，起到规范食品市场、服务公共食品安全的作用。

科学健身

最近两年一股健身热潮席卷全国，健身的本质是各种类型的体育锻炼，体育锻炼不仅有塑身美体的功能，最重要的是，通过体育锻炼可以达到防病治病的功效，尤其是对一些慢性非传染性疾病（高血压、高血脂、糖尿病等）的管理，也经常被用于一些疾病康复期的功能锻炼，如中风、冠心病、心衰等疾病。2018 年，国家以"健康中国行-科学健身"为主旨在多个省市举办了百余场不同主题的科学健身运动，目的是向全国人民传达正确的健身理念，促进大家形成科学的健身行为，真正起到强身健体的作用。国家卫生健康委员会推荐：每周运动不少于 3 次；进行累计至少150 分钟中等强度的有氧运动；每周累计至少 75分钟较大强度的有氧运动也能达到运动量；同等量的中等和较大强度有氧运动的相结合的运动也能满足日常身体活动量,每次有氧运动时间应当不少于 10 分钟,每周至少有 2 天进行所有主要肌群参与的抗阻力量练习。但是,老年人应当从事与自身体质相适应的运动,在重视有氧运动的同时,重视肌肉力量练习,适当进行平衡能力锻炼,强健肌肉、骨骼,预防跌倒。儿童和青少年每天累计至少 1 小时中等强度及以上的运动,培养终身运动的习惯,提高身体素质,掌握运动技能,鼓励大强度的运动;青少年应当每周参加至少 3 次有助于强健骨骼和肌肉的运动。此外,特殊人群(如婴幼儿、孕妇、慢病患者、残疾人等)应当在医生和运动专业人士的指导下进行运动。

用药安全

"有病乱投医,无病乱吃药"的现象可见于每个年龄段的人群中,尤其多见于老年群体。电视、电脑等各种媒体上为了经济效益鼓吹药品的功效,以保健瓶冒充药物夸大功效,甚至售卖假药,老年群体因为文化程度、理解能力或者急于求成的心理作祟,常常轻信谣言购买和使用假药。屡有新闻曝光老年人因使用广告药品而导致经济损失、身体功能受损,甚至是失去生命的案例。WHO 的一项调查表明,全球每年约有三分之一的患者死于不明原因的用药。仅 2012 年一年,国家药品不良反应监测网络共收到不良反应报道事件 120 多万份,其中中老年患者占 44%。随着老龄化的到来,中国老龄人口的比例逐渐增多,而如何规范老年合理用药是中国亟须攻克的重大难题。因为疾病和个体的差异,不同的药品适用于不同的疾病,在不同的个体中起作用,因此求新求贵的用药观念都是错误的,没有最好的药,只有最适合的药。用药的前提是医生对病情的整体判断,根据老年患者的需求确定或者更改用药方案,老年患者切不可根据自己的理解盲目选择或更改用药剂量。老年人用药的首要误区就是自行停药,尤其多见于高血压患者,造成的不良后果就是反跳性的血压升高,甚至脑血管的破裂。在用药原则上,专家推荐,用药种类尽量少,能用一种药物解决问题,尽量不同时使用多种;用药从小剂量开始;药物方案简单容易遵从;首选副作用小的药物。本原则适用于所有年龄段的群体。但是,专家进一步指出,用药方案每一个阶段的决策应该由专业的医生和药剂师来完成,而非用药者本人。

睡眠管理

睡眠占据人体生命周期的三分之一时间,睡眠的好坏直接关系到人体的生存质量。睡眠障碍是指睡眠量不正常以及睡眠中出现异常行为的表现, 也是睡眠和觉醒正常节律性交替紊乱的表现。睡眠不好会对机体产生一系列的危害,导致各种代谢紊乱,如新陈代谢紊乱、躯体(各脏器)的提早衰竭、免疫功能下降、大脑功能减退、内分泌功能紊乱等。长期睡眠不好还会影响心理健康,进一步使机体不能有效地抵抗和战胜疾病尤其要关注老人和儿童的睡眠质量。除了药物的治疗,睡眠质量的提高可以通过生活方式的改善来实现。关于睡眠管理,2017年世界睡眠日的主题是"健康睡眠,远离慢病",国家卫生健康委员会官方网站发布了很多篇关于睡眠管理的专家意见,首先,给自己一个舒适的睡眠空间,床要舒服,卧室内最好悬挂遮光效果好的窗帘,同时把门窗密封工作做好,省得外面的噪声吵到您的休息;然后,冬天气候干燥,在卧室里放一个加湿器会对睡眠起到好的作用。床头边放上一杯水,万一夜里渴了也不用起来找水喝,免得困意全消;其次,睡前不要服用让中枢神经兴奋的药物,咖啡、浓茶、巧克力都是睡前不该选择的食物。也有人认为,喝点酒可以帮助睡眠,其实不然,不少人酒醉睡醒后感到自己浑身无力、头也昏沉沉的,正是酒精使睡眠质量下降了。除了药物和生活方式干预,保持心情舒畅,适当减压也是快速入睡、提高睡眠质量的关键。

身体是革命的本钱,在大健康管理的背景下,国家和政府将更多的精力投入到疾病院前的预防和管理上,促进健康、保持健康、追求健康已经不单单是个体的选择,这份参与和热情已经上升到爱国的高度,建设健康中国、健康城市、健康农村已然是国家的重大政策。尤其是在老龄化社会、亚健康人群增多的背景下,对于全民健康的促进和管理更是一场持久攻坚战。秉持积极投身公益、热心科普、服务社会、惠及民众的原则，上海市老年慢病科普团队以科普系列丛书的形式，以职业人群为划分点，关注公共健康管理和公共安全管理，向大众传播科普知识，期望能够帮助广大职业群体形成健康理念，改善健康行为，养成健康体魄，从而助力健康中国的伟大建设。

医院就诊先知道——看病挂号一览表

症状	挂号科室
眩晕	
头晕与头的位置改变有关,如躺下或翻身头晕	耳鼻喉科
站不稳,眼球乱转,甚至意识不清	神经内科
晕时脖子疼,伴有手脚麻痹症状	骨科
晕时心前区疼痛,心慌,心脏不适	心内科
用眼过度时头晕	眼科
面色苍白	血液科
头痛	
伴有眩晕、耳鸣,或者鼻塞、流涕	耳鼻喉科
一侧头痛,疲劳、紧张时加重	神经内科
外伤引起的头痛	神经外科
肚子疼	
右上腹和右下腹的急性腹痛	普外科
腹泻伴发热	肠道门诊
腹痛伴尿急、尿频、尿痛、血尿	泌尿科
女性,停经后发生急性腹痛	妇科
腹痛伴有反酸、呕吐、腹泻	消化内科
胸痛	
胸口或胸前疼痛,有压迫感,伴有心慌气短	心内科
因骨折等外伤所致,弯腰、侧弯时疼痛加剧	骨科
胸骨后、心脏部位有紧缩感,持续3~5分钟	心内科急诊/胸痛中心

症状	挂号科室
腿疼	
仅某一关节肿、疼	骨科
两侧关节疼同时发作,首发于近端指间关节,休息后加重	风湿免疫科
腿肚肿胀,按压更疼,走路疼,休息能缓解	血管外科/普外科
打呼噜	
睡觉打呼噜,偶尔"暂停"三五秒,甚至因喘不过气,突然被憋醒	呼吸科/耳鼻喉科
过敏皮肤瘙痒、出红疹	变态反应科/皮肤科
其他	
牙疼、牙龈发炎、肿痛	口腔科
牙疼＋脸疼＋鼻塞	耳鼻喉科
经常运动后牙疼	心内科
失眠、压力大、焦虑	精神心理科
睡不着、睡不香	睡眠中心/神经内科/心理科

体检小贴士

◇ 胃镜检查您知多少?
◇ 肠镜检查您知多少?
◇ 医学影像学检查您知多少?
◇ 生化检查您知多少?

◇ 胃镜检查您知多少?

一、什么是胃镜检查?

胃镜是一种医学检查方法,也是指这种检查使用的器具。胃镜检查能直接观察到被检查部位的真实情况,更可通过对可疑病变部位进行病理活检及细胞学检查,以进一步明确诊断,是上消化道病变的首选检查方法。它利用一条直径约 1 cm 的黑色塑胶包裹导光纤维的细长管子,前端装有内视镜由嘴中伸入受检者的食道→胃→十二指肠,借由光源器所发出的强光,经由导光纤维可使光转弯,让医生从另一端清楚地观察上消化道各部位的健康状况。必要时,可由胃镜上的小洞伸入夹子做切片检查。全程检查时间约 10 分钟,若做切片检查,则需 20 分钟左右。

二、哪些人需要做胃镜?

(1) 有消化道症状者,如上腹部不适、胀、痛、反酸、吞咽不适、嗳气、呃逆及不明原因食欲不振、体重下降、贫血等。

(2) 原因不明的急(慢)性上消化道出血,前者可行急诊胃镜。

(3) 需随访的病变,如溃疡病、萎缩性胃炎、癌前病变、术后胃出血的症状。

(4) 高危人群的普查:①胃癌、食管癌家族史;②胃癌、食管癌高发区。

三、哪些人不可以做胃镜?

(1) 严重的心肺疾患,无法耐受内镜检查者。

(2) 怀疑消化道穿孔等危重症者。

(3) 患有精神疾病,不能配合内镜检查者。

(4) 消化道急性炎症,尤其是腐蚀性炎症者。

(5) 明显的胸腹主动脉瘤患者。

(6) 脑卒中患者。

四、检查前的准备

(1) 专科医生会评估后为您开具胃镜检查申请单和常规的血液生化免疫检验,遵医嘱停服如阿司匹林片等的抗凝药物。通常胃镜检查是安全的,但检查前医生将告诉您可能会出现的风险并签署知情同意书。

(2) 检查前至少禁食、禁水 8 小时。水或食物在胃中易影响医生的诊断,且易引起受检者恶心呕吐。

(3) 如果您预约在下午行胃镜检查,检查前一天晚餐吃少渣易消化的食物,晚 8 时以后,不进食物及饮料,禁止吸烟。当日禁早餐,禁水,因为即使饮少量的水,也可使胃黏膜颜色发生改变,影响诊断结果。

(4) 如下午行胃镜检查,可在当日早 8 点前喝些糖水,但不能吃其他食物,中午禁午餐。

(5) 糖尿病者行胃镜检查,需停服一次降糖药,并建议备好水果糖。高血压患者可以在检查前3小时将常规降压药以少量水服下,做胃镜前应测量血压。

(6)选择做无痛(静脉麻醉下)胃镜检查,需提前由麻醉师评估,签署麻醉知情同意书,检查当日家属陪同。

(7)如有假牙,应在检查之前取下,以防脱落发生意外。

(8)在检查前3分钟左右,医护人员会在受检者喉头喷麻醉剂予咽喉麻醉,可以使插镜顺利,减少咽喉反应。

五、检查时的注意事项

(1)检查当日着宽松衣服。

(2)左侧卧位侧身躺下,双腿微曲,头不能动,全身放松。

(3)胃镜至食管入口时要配合稍做吞咽动作,使其顺利通过咽部。胃镜在通过咽部时会有数秒疼痛、想呕吐,这是胃镜检查时较不舒服的时刻。

(4)当医生在做诊断时,不要做吞咽动作,而应改由鼻子吸气,口中缓缓吐气,不吞下口水,让其自然流到医护人员准备的弯盘内。

(5)在检查过程中如感觉疼痛不适,请向医护人员打个手势,不可抓住管子或发出声音。

六、检查后的注意事项

(1)胃镜检查后2小时禁食、禁水。若行活检者 2 小时后先进食水、温凉流质,逐步过渡到软饮食,2～3 天后恢复正常饮食,以减少对胃黏膜创伤面的摩擦。

(2)胃镜检查后有些人会有喉部不适或疼痛,往往是由于进镜时的擦伤,一般短时间内会好转,不必紧张,可用淡盐水含漱或含服喉片。

(3)注意观察有无活动性出血,如呕血、便血,有无腹痛、腹胀等不适,有异常时及时医院就诊。

(4)胃镜报告单检查结束后医生即时发出,病理报告单将在一周内发出。拿到胃镜和病理报告单后及时就医。

白领健康锦囊

◇ 肠镜检查您知多少?

随着人们经济生活水平的极大提高,生活物资的极大丰富,高蛋白、高脂肪饮食几乎天天有,肥胖到处见。同时,办公室一族增多,缺少运动引起的肛肠疾病屡见不鲜。好在,当我们的生活条件改善的同时,我们的健康防护意识也在增强。一些较特殊的健康检查项目也逐渐为人们所接受,包括结肠镜检查。

一、什么是结肠镜检查?

结肠镜检查是将一条头端装有微型电子摄像机的肠镜,由肛门慢慢进入大肠,将大肠黏膜的图像同步显示在监视器上,以检查大肠部位的病变。近年来,随着科技的不断发展,新一代结肠镜的构造更加精密、功能更加强大,可以完成从检查到治疗的一系列操作。

结肠镜诊治过程中虽然会有些腹胀不适或轻微疼痛,大多数人都可以耐受。也有少部分人由于大肠走行的差异、腹腔粘连的存在以及患者痛觉比较敏感,或者镜下治疗需要的时间较长等因素,难以耐受结肠镜检查。对于这部分人群,可以通过静脉给药对患者实施麻醉、镇静、镇痛等处理,保证患者处于浅的睡眠状态或清醒而无痛苦的感觉中,完成结肠镜的诊治,这就是无痛肠镜技术。

二、肠镜检查有什么作用?

肠镜健康检查源于医学界对大肠癌(结直肠癌)及其癌前病变的认识,以及结肠镜检查技术的提高。结直肠癌是全世界仅次于肺癌的"癌症大户",关键问题在于这种病的早期症状几乎难以察觉。许多肠癌在确诊时已到中晚期,治疗效果大打折扣。肠镜检查是目前发现肠道病变,包括良恶性肿瘤和癌前病变的最直观、最有效的方法。因此,肠镜检查目前作为诊断肠道疾病的"金标准",运用越来越广泛。

三、哪些人需要做肠镜检查?

肠镜的适应证非常广泛,凡没有禁忌证且愿意进行肠镜检查的任何人都可以接受肠镜检查。通常情况下,结肠镜检查不会包含在常规体检项目中,即一个正常人不需要每年例行体检时做肠镜检查。对于每年常规体检的正常人,建议50岁开始增加肠镜检查项目。这里的正常人指:既往无任何疾病或无特别可能的高危因素者。但当您符合以下情况之一时请及时前往正规医院行结肠镜检查。

(1)原因不明的下消化道出血(黑便、血便)或粪潜血试验阳性者。

(2)大便性状改变(变细、变形),慢性腹泻、贫血、消瘦、腹痛原因未明者。

(3)低位肠梗阻或原因不明的腹部肿块,不能排除肠道病变者。

（4）慢性肠道炎症性疾病，需要定期结肠镜检查。

（5）钡剂灌肠或影像学检查发现异常，怀疑结肠肿瘤者。

（6）结肠癌手术后、结肠息肉术后复查及随访。

（7）医生评估后建议做结肠镜检查者。

四、哪些人不适合做结肠镜检查？

结肠镜检查不是任何人任何情况下都适合做的，一般而言，存在以下情况时暂时不适合接受结肠镜检查。

（1）有严重的心脏病、肺病、肝病、肾病及精神疾病等。

（2）怀疑有肠穿孔、腹膜炎者。

（3）有严重的凝血功能障碍或其他血液病。

（4）年龄太大及身体极度虚弱者。

（5）妊娠期可能会导致流产或早产。

（6）炎症性肠病急性活动期及肠道准备不充分者为相对禁忌证。

五、做肠镜前的准备

在做结肠镜之前是有很多注意事项的，不能吃什么，不能做什么需要了解，不然肠道准备不充分会影响检查结果。常规的检查前准备如下：

（1）专科医生会评估您需要和进行肠镜检

查,医生将为您开具肠镜检查申请单,和常规的血液生化免疫检验。通常结肠镜检查是安全的,但术前医生将告诉您可能会出现的风险并签署知情同意书。

(2)检查前2天不吃红色或多籽食物,如西瓜、西红柿、猕猴桃等,以免影响肠镜观察。检查前1天午餐、晚餐吃少渣半流质食物,如稀饭、面条,不要吃蔬菜、水果等多渣的食物和奶制品。

(3)检查前4~6小时冲服聚乙二醇电解质散溶液行肠道准备。如您预约在下午行肠镜检查,检查前日可少渣饮食,当日早餐禁食,上午8~10时冲服聚乙二醇电解质散溶液行肠道准备。中午中餐禁食。

(4)聚乙二醇电解质散溶液配置和口服方法:目前临床上常用的聚乙二醇电解质散有舒泰清、恒康正清等。取2~3盒(由医生根据您的体重等因素确定用量)放入3 000 ml(约普通热水瓶两水瓶)温开水的容器中搅拌均匀,凉至45~50 ℃后,每10分钟服用250 ml,2小时内服完。如有严重腹胀或不适,可减慢服用速度或暂停服用,待症状消失后再继续服用,直至排出清水样便。如果无法耐受一次性大剂量聚乙二醇清肠时,可采用分次服用方法,即一半剂量在肠道检查前一日晚上服用,另一半剂量在肠道检查当日提前4~6小时服用。另外,服用清肠溶液时可采取一些技巧促进排便,避免腹胀和呕吐:①服用速度不宜过快;②服药期间一定要来回走动(基本按照每喝 100 ml 走 100 步的标准来走动）；③轻柔腹部，这样可以促进肠道蠕动，加快排便；④如对药物的味道难以忍受，可以适时咀嚼薄荷口香糖。

（5）肠镜检查前可服用高血压药，糖尿病药物检查前可停服一次，阿司匹林、华法林等药物至少停药 3～5 天以上才能做检查，其他药物视病情而定并由医生决定。

（6）检查前请带好您的病历资料、原肠镜检查报告等，以方便检查医生了解和对比病情的变化。检查前请妥善保管好您自己的贵重物品。

（7）选择无痛肠镜检查时需要提前行麻醉评估，麻醉师评估符合无痛检查者须签署麻醉知情同意书，检查当日须有家属陪同。

（8）检查当日准备好现金或银行卡，肠镜检查可能附加无痛麻醉、病理活检等诊治项目需另行记账或缴费。

六、肠镜检查痛苦吗？

很多人都觉得做肠镜检查会非常的痛苦，但是随着现代内镜设备的飞速发展和内镜检查技术的日益成熟，大多数人可以较好地耐受结肠镜检查，可能会感到轻微腹胀，但不会感到明显的疼痛。对疼痛比较敏感者，可以考虑选择无痛结肠镜检查，麻醉师在检查前给您注射短效静脉麻醉药，让您在没有疼痛的状态下接受检查。

七、肠镜检查过程中的注意事项?

如果您选择的无痛结肠镜检查,您将会在麻醉没有疼痛的状态下完成肠镜检查。当您选择普通肠镜检查时,心理上不要太紧张,大多数人都能耐受检查的,检查时有任何不适可与医生进行交流。

护士会让您在检查台上左侧卧位、环曲双腿,请尽量放松全身和肛门部,做好缓慢呼吸动作,配合肠镜的插入。肠镜插入和转弯时可能有排便感、腹痛感、牵拉感,为使肠管扩开便于观察,医生要经肠镜注入空气或二氧化碳气体,您会感到腹胀,这时医生也会告诉您改变体位来配合完成检查。

肠镜检查进镜时间为 2~15 分钟,退镜时间要求至少 8 分钟以上。检查过程中医生如发现息肉等病变将会为您做活检做切片病理检查,钳夹时不会有疼痛感。

八、结肠镜检查后的注意事项

(1)肠镜检查后可能会出现腹胀、腹鸣、肛门不适等,一般休息片刻,注入的二氧化碳气体会经肠管吸收或经肛门排气后会自然好转。

(2)肠镜检查后若无腹部不适可吃少量软小点心和巧克力等,检查后当日进流质或半流质饮食,忌食生、冷、硬和刺激性的食物,不要饮酒。

(3)无痛肠镜检查后可能出现头昏、乏力、恶

白领健康锦囊

心或呕吐等表现请及时告知医生，留观1～2小时好转后方可离院。当日应在家休息，24小时内不得驾驶汽车、电动车、攀高、运动等。

（4）少数如出现较剧的腹痛应在院观察、禁食、补液，通常肛门排气数小时后会好转。如检查结束回家后出现腹痛加剧、便血、发热等异常情况，请及时来院就诊。

（5）肠镜报告单检查结束后医生即时发出，病理报告单将在一周内发出。拿到肠镜和病理报告单后及时就医。

◇ 医学影像学检查您知多少?

随着计算机技术的飞速发展,传统的放射科已发展成为当今的医学影像科,大体上包括 X 线、CT、磁共振、DSA、超声、核医学。其中 X 线、超声检查作为中华医学会健康管理学分会依据《健康体检基本项目专家共识(2014)》列出的体检"必选项目"和 CT、磁共振等检查在临床上越来越普及。但这些项目检查结果的真实性会受到各种因素的干扰,因此了解影像学各种常规检查的注意事项,可避免这些不利因素影响检查结果的准确性。

一、普通放射检查

(1)X 线具有一定的辐射效应,孕妇慎做检查,请在医生指导下合理选择。

(2)在您付费后需到放射科登记窗口登记,一般无需预约当日即可检查。

(3)检查前需去除检查部位的金属、高密度饰品、橡筋、印花、膏药等物品,穿着棉质内衣(女性做胸部检查需脱去胸罩),避免干扰图像质量,影响诊断结果。

二、CT 检查

(1)在您付费后前往放射科登记窗口登记,有时候需要预约,不能当天检查。

(2)怀孕期间,禁止 CT 检查。

（3）检查前去除需要检查部位的外来金属物。① 检查头部：去除发夹、项链、耳环、活动假牙等。② 检查胸部：去除项链（包括金属、玉石挂件等），带有钢丝的胸罩，金属纽扣、拉链、口袋内钥匙、硬币等。③ 检查腹部：去除皮带、拉链、钥匙和硬币等。

（4）行上腹部 CT 检查需空腹，并于检查前口服水约 800 ml，目的是充分显示胃肠道，区分与其相邻的解剖结构关系（急诊及外伤病员除外）。下腹部、盆腔 CT 检查需依具体检查项目由医生告知是否空腹。检查当日按医生要求口服含造影剂的水，不能排尿，膀胱需储中等量尿量，尿液充盈后请告知医护人员安排检查。

（5）CT 检查被检查者要与检查者密切配合，听从指令，如平静呼吸、屏气等。

（6）如需增强扫描请告知医生您的过敏史既往疾病史，严重心、肝、肾功能不全、严重甲状腺功能亢进和碘剂过敏者为增强扫描的禁忌证。检查需家属陪同，并签署增强扫描知情同意书。

三、磁共振检查

（1）在您付费后前往放射科登记窗口登记，需要预约，不能当天检查。

（2）体内有磁铁类物质者，如装有心脏起搏器（特殊型号除外）、冠脉支架、颅内动脉瘤夹、电子耳蜗以及高热的患者，以及孕三个月内的孕妇禁止做磁共振。

（3）装有助听器、胰岛素泵、动态心电图的患者，检查之前应去除。

（4）上腹部磁共振检查前应禁食禁水至少8小时。

（5）磁共振检查前应去除身上铁磁性物品及电子产品，如手机、硬币、钥匙、打火机、手表、活动性假牙、牙托、发夹、发胶、假发、接发、眼镜、拉链、首饰以及各种磁卡、存折等，如无法去除，请及时向医护人员说明。

（6）女性检查前请先去除胸罩，检查盆腔请先除去节育环。

四、B超

B型超声检查的范围很广，不同的检查部位，检查前的准备亦不同。

（1）腹部检查：包括肝、胆、胰、脾及腹腔等。检查前一天晚餐要以清淡为主，晚餐后就不可以吃东西。当天检查不可以喝水，要保证检查时在空腹状体下完成。

（2）妇科检查：应该饮水憋尿，当膀胱充盈后，挤开肠管，让超声更好的穿透到盆腔，清晰的显示子宫及卵巢的正常与异常。

（3）泌尿系检查：应该多饮水，当膀胱充盈后，内部的结石、肿瘤、息肉等，即能更好地显示。

（4）体表肿物及病变：可以即时检查，一般无特殊准备。

（5）心脏及四肢血管检查，亦无须准备。

◇ 生化检查您知多少?

生化全套检查是指用生物或化学的方法来对人体进行身体检查。生化全套检查的内容包括:肝功能、血脂、血糖、肾功能、尿酸、乳酸脱氢酶、肌酸激酶等。用于常规体检普查,或疾病的筛查和确证试验。

一、影响检验结果准确性的因素

(1)年龄和性别:年龄和性别对检查结果的影响相对表现为长期性效应。有些检查项目的参考范围按年龄(新生儿、儿童期至青春期、成人和老年人)进行分组。

(2)性别:由于男女生理上天然不同,有些检查项目如红细胞计数、血红蛋白、血清蛋白、肌酐、尿素、胆固醇等,男性都高于女性。

(3)生物变异:主要包括体位、运动、饮食、精神紧张程度、昼夜更替、睡眠与觉醒状态等变化。例如,血清钾在上午 8 时浓度为 5.4 mmol/L,在下午 2 时可降为 4.3 mmol/L,等等。因此,有些项目的检查,对标本采集时间有严格要求。居住在高原地区的人,血红细胞计数、血红蛋白浓度都要高;居住在含钙、镁盐类较多地区的人,血胆固醇、三酰甘油浓度增高。人体许多物种浓度可随季节发生变化,夏季血液三酰甘油浓度可增加10%。感受冷热和精神紧张也可引起血中许多物质浓度改变。

（4）饮食习惯：进食不久就立即采血检查，学糖、血脂会明显增高，高脂血标本可影响许多物质的检查结果，因此有许多检查项目，均要求前一天晚上 8 时后禁食。喝咖啡或喝茶可使血糖浓度明显增高，长期饮用使血清三酰甘油增高，咖啡因有利尿作用，可使尿中红细胞、上皮细胞等排出增多。进食麦麸等可阻止肠道吸收胆固醇、三酰甘油，进食多纤维食物使血胆固醇浓度减低。高蛋白饮食使尿素氮浓度成倍增高，高脂肪饮食使血总脂肪增高。长期素食者，血低密度脂蛋白、极低密度脂蛋白、胆固醇和三酰甘油浓度仅为荤素混合食谱者的 2/3，而胆红素浓度较高。减肥者因禁食不当，血糖和胰岛素减低，而胰高血糖素和血酮体可明显增高。轻度酒醉时，血糖浓度可增加 20%～50%，常见发生低血糖、酮血症及三酰甘油增高；慢性酒精中毒可使血清谷丙转氨酶等活性增高。每吸入 1 支烟，在 10 分钟内血糖浓度就可增加 0.56 mmol/L，并可持续 1 小时之久；胆固醇、三酰甘油、红细胞计数和白细胞计数都增高。

（5）运动影响：运动对检查结果的影响程度，与运动强度和时间长短有关。轻度运动时，血清胆固醇、三酰甘油浓度可减低并持续数天；步行 5 分钟，血清肌酸激酶等活性轻度增高；中度运动时，血葡萄糖浓度增高；剧烈运动时，血三酰甘油浓度明显减低。

（6）采血部位：从卧位到直立时，血液相对浓

缩,谷丙转氨酶等活性增高 5%,胆固醇浓度增高
7%,三酰甘油浓度增高 6%。

(7)标本送检时间:大多数生化检查项目从
采集到检验的时间要求越短越好,最好在 1 小
时内。

(8)用药情况:药物对检验结果的影响是多
方面的。例如,青霉素、地高辛等药物使体内肌酸
激酶等活性增高,维生素 A、维生素 D 可使胆固
醇升高,利尿剂常引起血清钾、钠浓度出现变化。

二、生化检查前准备

一般而言无论您是门诊就医或是参加健康
体检行生化检查,都应遵照医嘱,控制食物、药物
等各种相关的干扰因素,在采集标本前还应告知
医生有关自己的饮食、用药等情况,不要心理假
定医生会知道每种可能的情况。只有您与医生
双方共同努力,才能保证检查结果的准确性。

(1)需要空腹:生化检查前保持空腹,最好在
前一天晚上 8 时后不再进食,第二天早上不吃早
饭直接进行抽血生化检查。

(2)不可饮酒:酒精会影响到部分化学反应,
导致检查结果错误,在生化检查前一定不饮酒。

(3)检查前不可过量运动:抽血前 2~3 天建
议不要做过猛的健身运动,大量运动会导致机体
的转氨酶等含量变化,导致检查结果不准确。因
此建议在生化检查前 2 天起保持常态活动量,不
在剧烈活动后检查。

（4）药物干扰：由于药物对检验结果的各种影响，建议您在抽血前 2～3 天内咨询医生，在其指导下调整用药。

（5）控制饮食：不同的检验项目要问清医生，区别对待。大多数生化检查项目都要禁食 12 小时，禁水 8 小时，如果检测餐后血糖，则一定要吃饭后再做检查。血脂检查之前建议不要吃含油脂过高的食物，如荷包蛋、排骨汤等。

（6）抽血检查当天，不要穿袖口过小、过紧的衣服，以避免抽血时衣袖卷不上来或抽血后衣袖过紧，引起手臂血管血肿。